# ひとを育てる秘訣

渋谷美香

公益社団法人日本看護協会
看護研修学校教育研究部長

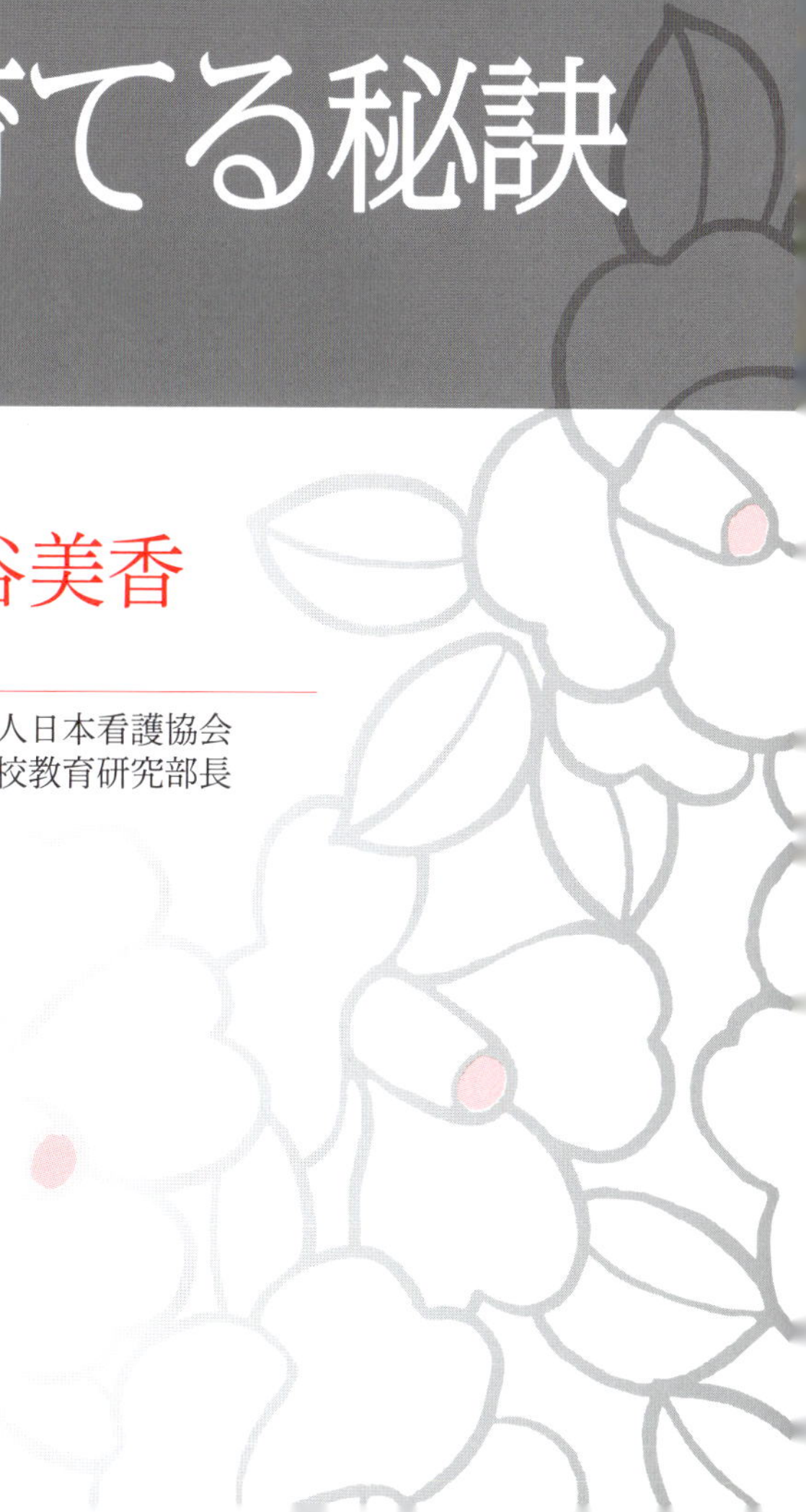

医学書院

## 著者紹介

**渋谷　美香**（しぶや　みか）

聖路加看護大学卒業後、虎の門病院にて臨床、兵庫県立看護大学にて教育を経験し、2000年兵庫県立看護大学大学院看護学研究科修士課程修了。

埼玉県立大学、社団法人日本看護協会教育研究部継続教育係チーフマネジャーを経て2008年よりNKN（Nursing Knowledge Network）代表。2012年4月より現職。主な著書に「看護実践研究・学会発表のポイントQ&A 上巻 研究テーマの選択から学会発表へ・下巻 論文作成から投稿へ」（日本看護協会出版会）、『はじめての教育委員』（日本看護協会出版会）、『中途採用看護師をいかす！伸ばす！育てる！』『プリセプターシップを変える　新人看護師への学習サポート』（ともに医学書院）、『これならできる看護研究』（照林社）などがある。

**ひとを育てる秘訣**

発　行　2013年 7 月 1 日　第1版第1刷Ⓒ
　　　　2016年 11 月 1 日　第1版第4刷

著　者　渋谷美香

発行者　株式会社　医学書院
　　　　代表取締役　金原　優
　　　　〒113-8719　東京都文京区本郷1-28-23
　　　　電話　03-3817-5600(社内案内)

印刷・製本　双文社印刷



ISBN978-4-260-01629-2

# ・はじめに・

「教育委員や指導者の心と仕事を軽くする本にしたい」

本書は、「自分がひとに教えるなんてできるのだろうか？」という不安やプレッシャーの中で、真摯に新採用者に向き合っている指導者が「これでよいのだ」と自分で自分を信じることができる本にしたいという明確な目的のもとに作られました。

よって、施設ではじめて教育委員やプリセプター、指導の任についた若手の看護職を対象とし、新採用者への教育を実際に「どうすればよいか」が見えるように、講演や研修会場でお目にかかったプリセプターや指導者役割の方々からいただいたリアルな現場の声をもとに、指導者に求められる具体的な行動および事例を紹介しています。

本書は、医学書院発行の雑誌「看護管理」に、「ヒトを育てる秘訣」として2010年5月号から2011年3月号まで連載されたものに加筆いたしました。連載中もその後も「理論は難しいけれど、これならできそうだと思えました」、「未来を託す若手に読んでもらっていました」など、多くの読者の方から、励ましやご意見をいただき、それがこの本の存在価値となりました。

理論や知識を深く理解できていたとしても、実際に指導するとなると、どうすればよいのかわからないことは誰にでも経験があるでしょう。そのようなときに、この本をひも解いていただき「等身大の自分で今できることをやる」と思えるお守り本として活用していただければと願っています。

2009年7月に一部改正され、2010年4月に施行された「保健師助産師看護師法及び看護師等の人材確保の促進に関する法律」によって新人看護職員の研修制度が努力義務化され、労働条件の改善や教育研修体制の整備に取り組む病院が増え、新卒看護師の離職率は2010年度以降顕著に減少し、2011年度は7.5%まで下がりました。今後も重要な存在となる指導者を施設内外問わず支えていければと思います。

本書は、編集や制作、デザイナーなど目的を共有した多くの関係者との協働によりチーム力を結集して制作されました。心よりお礼申し上げます。

2013年6月

渋谷美香

# ・目 次・

## 春



## 夏

# 秋



# 冬



装丁／本文デザイン：安田律子+トライアンスstaff

# 春

一番

# 内容を絞り込んで復唱させる

新採用者にたくさんの知識や技術、業務を覚えてもらい早く独り立ちしてほしいのは現場の切実な願いでしょう。だから、指導者は慣れない指導で、なるべくわかりやすく、過去の事例も入れながら一生懸命説明します。しかし新採用者はそれらをのみこむまでに時間がかかってしまい、同じことを何度も指導者に尋ねたり、本当に忘れてしまって初めて聞いたような顔をしたりすることがありますね。

新採用者が理解できるようにわかりやすく説明すればするほど、話が長くなり、新採用者は逆に理解できないという悪循環に陥りがちです。

早く独り立ちしてほしいからこそ、確実にポイントを理解してもらうために、指導内容を絞り込んで、説明が終わったら復唱させて理解度を確認するという指導の流れをつくりませんか?

技術や手順には、これだけは押さえてほしい、絶対にはずせないポイントがあります。自分たちの技術が正しいのか不安になったり、ポイントがわからないと心配になる必要はありません。病棟での約束事や過去に自施設で起こったヒヤリハットを参考に、最低これだけ覚えてもらいたい内容を絞りましょう!

とくに、技術提供における「安全確保」に関する内容はもらさないように意識しましょう。

たとえば、「患者誤認防止のために、フルネームで確認する」や「患者状態は、意識状態と循環と呼吸状態、嚥下状態の4つを確認する」「注射禁忌とアレルギーは確実に確認する」など、手順を改めて確認してみると、指導のポイントがみえてきます。

ここで注意したいのが、ポイントを挙げていくと、ぜんぶ大事!となりがちです。ポイントがたくさんになればなるほど、残念ながら、新採用者は覚えきれませんから、1回の指導につきポイントを3つ以内に絞り込みましょう。

手順のとおりに全体を説明しながらポイントを示し、「これから話す3つは確実に覚えて実践するよ」と再度ポイントを確認、次に新採用者に復唱させて、その場で覚えてもらいましょう。覚えていられないのなら、メモをとってもいいからと新採用者に伝えることもお忘れなく。

二番

# チームの約束事は例を出して説明する

私たちは無意識に暗黙のルールのなかで仕事をしていて、それが当たり前になっています。新人看護職員や中途採用者などの新採用者が入職すると、その当たり前が伝わらず、リズムが崩れることはよくあります。いつものように、サクサクと仕事を片付けたいのに、リズムが崩れるとつまずきを感じることもあるでしょう。

では、その「当たり前」とは何でしょうか?

新採用者のふるまいを思い出して考えてみると、たとえば、「時間を守る」です。出勤時間は問題ないにしても、報告の時間や提出物の期限となるといかがですか?

ほかに、あいさつは相手の目をみて元気にするのが当然なのに、それもできない。清潔感のある身だしなみをするのが専門職なのにつけまつげをつけてくる。報告・連絡・相談がなっていない。ゴミの出し方まで言わなきゃいけない、などなど言い出すと止まりませんね。
でもこれ、入職時にきちんと新採用者に伝えていたのでしょうか?「これは当たり前だからいちいち言わなくてもいい」と思い込んでいませんでしたか?

社会常識がない、積極性に欠けるなど、新採用者のふるまいで気になることすべてにイライラしても仕方がありません。だったら、これだけはやってもらいたいことを決めてルールとして「最初に」伝えましょう。

たとえば、「仕事は報告までやって完結する」ということを伝えるには、こんなふうに話してみます。
仕事は「指示を受ける → 実践する → 報告する」が原則になります。最初のうちは、処置をして、次のケアに行く前に指導者に報告し、指導者は安全確保と患者の安心の観点から確認し、必要時その場で補足することになります。だから、ケアや処置はやりっぱなしでなく、終了したこと、観察ポイント、安全確保の点について報告までしてください。

ほかに、「いつまでにやればいいか、自分でも確認しよう」ということを伝えるには、このように言ってみます。
「このケアをお願いします」と申し送りを受けたり、「これやっておいて」と指示されたとき、自分で判断がつかない場合には、「いつまでにやっておけばいいですか?」と確認してください。お互いに認識のズレがあると、後で困るから、自分からも確認してくださいね。

「こんなことまで言って小姑みたいで嫌だわ」「そもそもこれは師長が言うべきなのに、言ってくれない」などと愚痴を言ってる間に、ルールを「最初に」共有したほうがずっと気持ちよく働けます。

三番

# 目標達成できると新採用者に思わせる

「最低限ここまでは達成してもらいたい」という目標を相手に告げて、「後はがんばってね」だけではうまく機能しないことが最近多いですね。教育計画やチェックリストをちゃんと新採用者に見せて、「このようにやってね」と言っているのに、どうも学習している様子ではない…。焦りますね。

臨床での教育の目的は、新採用者が「現場で動けるようになる」ことにあります。ならば、組織が提示した目標が、達成できそうか、それとも難しいかを判断できるのは本人しかいないことになります。

新採用者が「これならできる！」と意思決定することを無視した目標提示は、押し付けられた感を増すばかりでなく、遠い目標のように感じてしまい、「無理です。絶対できません」などの否定的な感情を引き起こしがちです。ならば、設定された目標と相手の考えのズレをなるべく小さくするために、どんなことができるでしょうか?

まず、技術や態度などの目標に対して、「意味をもたせる」ことが重要です。患者の安全確保のため処置時間をなるべく短くして、患者の負担軽減を図るためにすばやく確実な準備をするなど、業務にはそれぞれ意味があります。単なるチェック項目から業務の目的につなげ、どうやったらそれができるようになるのかを、新採用者がイメージできるまで、一緒に考える時間と場所が必要です。

次に「途中の目標を明確にする」ことを考えます。「1か月後に○○ができる」ためには、1週間後にはどこまで、3週間後にはここまでと途中目標を設定します。指導時間がとれない場合には、チェックリストを用いて、新採用者と途中目標をその場で設定してもよいですね。

組織人として私たちは当然、「仕事だから教育目標はきっちりクリアしてもらわないと困る」と考えます。しかし、新人教育計画やチェックリストは、指導者として教えるべき目標ではなく、「病棟業務として、新人が獲得すべき知識・技術・態度の期待される成果」なのです。そう考えると、目標達成までのプロセスを共に考える時間を省いてしまえば、単なる丸投げだと言われても仕方ありません。

新採用者にとって現実的でかつ達成できそうだと感じ、新採用者が目標を決める場をつくる、ここに軸足を置いた指導をもう一度意識してみませんか?

四番

# 次、どうするか?が「振り返り」の基本

スタッフの人数が少ないなかでの指導は、その場の指導が困難であり、思うように時間がとれません。なるべく、ケアや処理の場で指導し、直後に振り返りをしたほうが記憶に残るように思いますが、バタバタと時間が流れる現場でそんな時間の確保は困難です。現場の教育は、「いつ振り返るか」よりも「どのように振り返るか」が大切です。「その場で振り返るのが大事なのに、いつもできていない」と悩まなくても大丈夫！ ケア終了後もしくは勤務終了後の振り返りと説明で十分です。

振り返りで重要な点は、「次に同じ状況が起こったら、どうすべきか?」の対応策を導くことです。

つまり、「今日一日、どうだった?」「できませんでした。もっと勉強します」のように、大雑把なまとめで振り返りを終わらせないということです。

①その日の行動目標は何だったのか?
②実際の結果はどうだったのか?
③そうなった理由は何か?
④次の機会では、どのように行動するか?

ひとも時間も足りない現場だからこそ、短い指導場面での振り返りをするときには、「対応策を、今、その場でゲットする」ことを中心に考えてみませんか?

たとえば、「来月の技術テストでは100点をめざしてがんばってもらいたい」と期待を伝え、相手から「がんばります！」「自信はないけどやってみます」などの反応を得て、そこで終わらせない。「いいね。じゃあ、どうやったら100点とれるか、その方法を確認してみない?」と、もう一歩踏み込んでみませんか?　この技術の根拠を理解するためにどの資料を参考にするのかを確認するのもよし。安全確保とアセスメントの２つだけを強化するもよし。大切なのは、「どうやったら、それ（期待）がクリアできるかな?」と相手に戦略を考えさせ、自分に適した方法を見つけ出す作業を手伝うことにあります。

このように、目標に照らした結果確認から次に何をすべきか明らかにするために、体系的にポイントを絞った振り返りを新人のうちから学んでおくと思考の訓練にもなります。

五番

# 自分の役割と仕事内容を意識する

指導者の仕事とはいったい何でしょうか？　指導者の役割やOJTの仕事内容には、さまざまな枠組みがありますが、たとえば…。

①ガイド：新採用者が遭遇する出来事や環境に対して、たとえば当院の指差し呼称確認方法、オーダーの受け方など、について「ガイド役」としての支援をします

②ケア提供者：新採用者が、安全で安心できる環境を整えます。たとえば、休憩場所の使い方やお昼休憩の入り方を伝えたり、「緊張していませんか?」など相手を気遣い、声をかけるなどです

③コーチング：「当院のやり方に従ってください」ではなく、「他院のやり方を教えてください」と言ってみるなど、相手を受け入れ、フィードバックを行い、相手の自発的な行動と能力を引き出します

④ティーチング：「この説明書を読んでみましょう」「使い方をAさんに見せ

てもらう」などの指示や助言によって、相手の能力獲得を支援します
⑤スポンサー：そのひとが最高のパフォーマンスを行えるように、相手の個性を見極め、それを承認し発展させます。「あなたの経験を教えてください」など、相手に強い関心をもち、そのひとの内部にさまざまな可能性が秘められていると信じることから始めます。

指導者に任命されたら、まず仕事内容の確認です。自分の役割はどこまで何をすることが期待されているのか、上司に確認します。新採用者の技術評価や教育プログラム評価まで求められているのか、相談相手なのか、上司と業務内容をすりあわせます。

初めて指導者として行動する際には、無理に背伸びせずに、等身大の自分でやってよいのだと意識しましょう。はじめは誰でも、新採用者に「優しく接する」ことだけに焦点が当たってしまいがちです。しかし、「新採用者の学習を支援する」「できない点はしっかり指摘し、できるための支援策を共に検討する」などの学習支援が自分の仕事であることを忘れないようにしましょう。

大切なことは、組織から課せられた多くの役割や指導内容のなかで、自分ができる点とできない点を分けて考える、できる点をしっかりやる、できないことはスタッフの助けを借りることが一番の基本です。

六番

# 「指導しなきゃ」の圧力から解放される

指導者やプリセプターは教育や指導の経験の有無にかかわらず、「自分がひとに教えるなんてできるのか?」といつも不安をかかえながら、病院から指定された新人教育目標やチェックリストをなんとか教えよう、教え込もうと一生懸命がんばっています。

ある指導者は、「社会人としての常識がない。仕事ができないのはプリセプターの責任では?」などと先輩から指摘を受けたり、「あなたのせいで新人が年度途中で辞めたのよ」と管理者から言われたことが頭から離れず、今年の新採用者が辞めないように、しっかり教えなきゃと思い込んでいたといいます。これでは指導者である自分を責めてしまうこともあったでしょう。

しかし、私たちは、正しいことを新採用者に伝えています。

新採用者を心から信頼しています。
成長してもらいたいから、少し高めの目標を設定し、時には厳しいことも言います。
私たちは信念をもって指導をしているのです

だから、新採用者が自分の思い描くような反応を返してくれないと、「どうしてこれがわからないかな?」「だから、やる気のないひとは困る」と、短絡的に結論づけてしまうことがあります。間違ったことは教えてないのに、なぜ成果が出ないのだろうかと悩むのです。

「新採用者のせい」や「自分自身のいたらなさ」で片付けてしまう前に、指導者として何を新採用者に期待していたのかを少し考えてみましょう。たとえば、新採用者が全然勉強してこない、レポート提出が遅れたときに、「新人なんだから、みずから主体的に学んでがんばります！くらい言ってくれたらな…って、やっぱり思ってるな～私。…期待するだけじゃなく、ちゃんと導いてあげないと相手もわからないよな～」と、役割や態度に対する「自分の考えや価値」を振り返ってみませんか?

いくら指導側が熱意をもって教え込んでも、新採用者がその内容や意味に気がつかなければ、意味がありませんよね。
「教えなきゃ」って思い込んでる私を解放してあげませんか?

心まどわず自らの指導を信じて　吉
教えたいことを詰め込む指導　凶

七番

# 新人なら、困ってることがあるはず？

「困ってることない?」と聞くと、元気に「ありません！」と答える新採用者が増えています。この時期に困ったことがないなんて、ありえない、何かあるはず、と思って確認をしても、「本当にないんです」と困ったように答える新採用者に対して、「声がけをしているけど、本音はどうかわからない」「自分が新採用者をフォローできているか心配」など、指導者は考え込んでしまうようです。

指導者である私たちは、新採用者から何を聞きたくて、「困ってることない?」と聞くのでしょう?　聞き出したい「新採用者の本音」や「困った内容」は何であるかを決めると内容が定まりそうです。

まず、「困ってることない?」と大雑把に尋ねるよりも、「○○について困ってることはない?」のように、内容を焦点化してみましょう。

たとえば、「いろいろな検査が実施できていると思いますが、胃カメラの前処置のおさらいから、わからないところを確認しましょう」のように、理解度を確認するような問いかけもできます。また、「休みの日にちゃんと身体と心が休めてますか?」のように、業務のことだけでなく、生活面について切り出しながら、話を拡げることもあるでしょう。

管理者なら、「あなたが先輩に質問したら、答えが返ってきますか?」「お昼休みは誰とご飯を食べるの?」のように、現状がみえるような問いかけもテクニックとしてもっておくのもよいですね。

ここで注意すべきことは、1つひとつについて「これはどう?」のように、相手の回答を評価してしまうような表現ではなく、「新人のときはコミュニケーションのとり方で悩んだわ」のように自分の経験をふまえながら新採用者の置かれている立場や想いに共感することを意識すると、新採用者の承認欲求が満たされ、次の行動を起こしやすくなるでしょう。

話しかけられやすい雰囲気をつくることは大事ですが、多忙な病棟ではいつも笑顔でいられるとはかぎりません。新採用者が質問や相談をしてきたときに、誠意をもって回答する。それだけでよいと思います。すべて応える必要はないのです。「あ~これね。マニュアルの真ん中あたりにあったよ」や「ごめん、今時間ないんだ。リーダーに確認とってみよう」など、新採用者が自分で解決できる道筋をつけてあげること、それが指導です。

また、「困ってることないんだ。よかった！　何かあったらいつでもいいから話してね」というやりとりは、「私はあなたを見守ってるよ」という大切なメッセージになりますね。

八番

# 相手がメモをとりやすい形で説明する

指導や指示を出したときに、相手がメモをとらないと、逆にこちらが不安になることがあります。「指導したことをメモもとらずに記憶できるの?」という思いと同時に、「また同じ質問をしてきて、初めて聞いたような顔をしてくるんじゃない?」というあきらめに似た思いが交錯します。

講義を聴いただけでは5%しか覚えられないと言われているように、ひとは忘れてしまう生き物です。だからマニュアルや書籍を読んでマーカーでチェックしたり、実際にみたり、看護実践のフィードバックから意味をつかんで、経験を積み重ね、記憶に残していきます。

基本的なことは何度も指導する、新採用者が目標を達成するまでずっとかかわることが指導だとわかっていても、何度も同じことを尋ねられると、初めは根気強くかかわっていても、そのうちに「またか…」と疲れてきますよね。
だったら、忘れることを前提に、メモをきちんととってもらいませんか?

私たちは、頭に思いつくことを「こうなって、ああなって、そういえばこんなこともあって…」と説明することがあります。しかし、指導を受ける側からすれば、それをすべて覚えることは不可能です。もし、レジュメや資料があって説明を受けるなら、重要なポイントにマーカーで色をつけたり、チェックできます。しかし、毎回レジュメや資料を用意するのは困難です。しかし、こちらの説明をすべてメモしてもらうことは不可能ですね。

では、新採用者がメモをとりやすい形で説明する、という方法はどうでしょうか?

指導の際、最初に「このケアの医療事故防止と感染対策と患者への説明の３つについて説明するね」と、３点に絞って説明してみましょう。「まず１つ目はこれ、２つ目は…」と説明することで、聞いている相手もメモをとりながら重要なポイントを頭で整理できます。
もしポイントだけ伝えても、その具体的なケア方法が理解できないようであれば、「たとえばね…」と受け持ち患者を例とした解説などをつけ足すとよいでしょう。

しかし、過去の事故事例の紹介や気をつけるポイントがたくさんあり、説明が長くなったなと気がついたら、最後に、「以上、このケアで大切なことは３つで、これとこれとこれが重要だよね」と整理することで、指導する自分も相手もスッキリできるでしょう。

九番

# 「後で復習」から、「今、確認・獲得」へ！

入職後 1か月は職場に慣れよう、早く役に立ちたいと新採用者はがんばります。しかし覚えることが多くなり、責任も重くなると、「ペースが速くてついていけない。勉強したいけれど身体がついていかない」と限界を感じることもあるようです。

入職後の疲れが出るこの時期だからこそ、「後で勉強しておいて」よりも、「今、ここをやってしまおう」「この本のこのページを今、一緒に確認しよう！」と、短い時間で集中して知識や技術を獲得するほうがいいでしょう。つまり、その場で問題をクリアする情報の取り方を教えるのです。

解剖生理や疾患をレポートにまとめることも大事なことでしょう。それは、「よしよし、ここまでレポートにまとめて偉いね、ちゃんと勉強したね」と目に見える形になるので指導者にとっては安心です。

けれど、本当に大切なのは、知識の整理ではなく、この患者さんのケアに整理した知識をどういかせるのか、当病棟でよくある患者さんからの質問に対してどう回答すれば患者さんが安心できるのか、などのように、実践にどういかせるのかです。

指導者に問いかけられて、答えを述べるだけでは意味がありません。

だったら、レポートに書いてこさせることにこだわらず、結果をみるようにしませんか?

最初に、目標の設定確認をします。「…のところまで実施できるのが目標だったよね、それで大丈夫? じゃ、どうやってこれをクリアしようか」とあらかじめ目標と現状を一緒に確認しておくことでモチベーションも高まり、何をするかが焦点化されます。

次に、マニュアルや本、e-learningから重要なポイントを見つけ、要点を理解し、患者さんへの適応・対応を考えます。必要時、指導者は新採用者に、事例を用いた問いかけをし、より実践での対応策を一緒に考えます。とくに、「全然わかってない」と理解していない点を責めるのではなく、「ここまでわかってるんだったら、こう考えられない?」と理解できていることを先にフィードバックして強化することを意識すると、新採用者は次に何をすべきかイメージがわきます。

以上のように、新採用者のもつ「知識量」を確認することよりも、患者さんへの対応策を検討するほうがより実践的です。

十番

# モヤモヤした現状を乗り越える

なんだかすっきりしない、モヤモヤした気持ちというのは、自分が大切に思うことが脅かされたときに、起こりませんか?「私が間違っているのかな?」「いや、私のほうが正しいのに」とさまざまな思いが交錯するときに、モヤモヤする気持ちがよく起こります。

とくに指導の場面では、「処置のやり方」や「教育の考え方」など、異なる価値をもつ者同士でのやりとりが多いため、モヤモヤや「え? 何それ?」と気持ちが止まってしまうことはよく起こりますが、早く解消して、次の業務に入りたいですね。

新採用者や指導する対象者から意見をされたときには、あわてることはありません。「そうなんだ。あなたはそう考えているのですね」と、自分の考えとは「違う」ことを素直に受け止めて、「じゃあ、次からどうしたらいいかな?」と次の方法に目を向けるとよいでしょう。

また、他施設で経験のある中途採用者から「前の病院ではこうやっていました」と言われると、自分たちのやり方が否定されたように感じてしまい、異なる意見を素直に受け止めることができないときがあります。相手が年上や大規模病院から異動してきたひとならなおさらです。

技術や手順は、マニュアルや病院の数だけあります。

大事なのは、そのやり方の根底にある、安全・安心な技術であるか否かだけ。

だから、自分の考えや病棟がずっとやってきたやり方も相手の考え方もやり方も否定なんかしなくても大丈夫です。「私が入職したときから、ここではこのやり方なんですが、A さんの前の病院ではどうでしたか? 教えてください」と言って、共有できるところを探ってみるとお互いの経験をいかしたり、考え方ややり方が発展するかもしれません。

指導場面で「何か違う」「どうしてうまくいかないのか?」と感じたら、無理やり自分だけで納得しようとしないことです。自分に余裕がないときはとくに、「私の指導がダメだったからだ」「そもそも、私は指導者に向いていないのに」などと思いがちです。ここにはまってしまうと、なかなか抜け出せません。

「たいしたことじゃないわよ」と肩を叩いてくれる先輩と笑い飛ばしてもよし。自分なりに納得できる「着地点」や「落としどころ」を見つけてもよし。

あるいは、話がわかる先輩や、職場以外の友達や知人に意見を求めたり、目に留まったビジネス雑誌などをみると、案外ヒントが隠されていることもあります。

「なんだ、私、ちゃんとやってるよね!また明日からもがんばるか!」と思えたら、モヤモヤした気持ちも晴れそうですね。

十一番

# 涙があふれる新採用者の背中をさする

新採用者に泣かれると、どうしたらいいのか、立ち往生してしまいますね。

自分が泣かせたのではないかと申し訳ない気持ちになったり、厳しい指導をしていると先輩や師長に思われないかと心配になったり、泣きたいのはこっちなのにと気持ちがへこんだり、たくさんの気持ちがよぎります。

新採用者にしてみても、簡単にできると思っていた血圧測定で手間取る自分に驚いたり、完璧にできたと思った処置介助について先輩から「これではできているとはいえないわ」と言われ、人格もすべて全否定された気持ちになったり、涙があふれる理由はさまざまでしょう。緊張や不安から、患者さんの何気ない言葉や態度に傷つくこともあるでしょうし、これといった理由もなく勝手に涙が出ることもあるでしょう。

新採用者が涙を見せたら、自分が泣かせたと焦らない。ここから始めてみましょう。焦ると、理由を聞き出したくなり、「どうして泣くの?」と問いただしてしまい、新採用者をますます追い詰めることになります。また、返答に困っている相手の反応に対して反応が薄いと感じてしまうと、いらだちさえ覚えます。

いらだちを感じると、「勉強してこない自分の責任なのに、なんで泣いてるの?」と責める気持ちが高ぶり、無意識のうちに腕組みをして新採用者の前に仁王立ちになってしまうことがあります。周囲からの見栄えも悪いですが、新採用者が「この指導者はわかってくれない」と思い込んでしまうと、その後の指導を受け入れる余裕がなくなります。

1分でいいから、その場に立ち、泣いている新採用者の背中に手をあててみませんか?

そして、泣いている理由がわかるのであれば、そのつらい事実を理解できなくてもよいから、受け止めてみましょう。「大変だったね」「つらかったね」「くやしいよね」「涙が出ることあるよね」と。言葉が出てこなかったら、背中をさするだけでも十分です。

感情が落ち着いたら、指導者としてやるべきことは、「これだけは後で確認しましょう」と、次に同じミスを起こさず、よりよいケアができるための対応策を導く場の確保です。

泣かせてしまったという思いや、新採用者を深く傷つけてしまったのかのではないかと悩む時間を、どうやったら次は技術やケアや患者対応ができるようになるのか、意識して気持ちを切り替えるワザを磨きたいですね。

新人のみならず同僚にねぎらいの
言葉をふんだんに与えて　吉

十二番

# 次、何をすべきか？だけ考える

梅雨の季節になりました。湿度が高くぐずついていると、気分も晴れないことが多いのではないでしょうか?

新採用者教育はいかがですか?

素直で明るいけれど何を考えているかわからなかったり、返事はよいができていないことが多かったり、新採用者の反応がつかみにくいために「やる気がないんじゃないか」と考えてみたり、指導の成果が感じられなくて気をもむこともあるでしょう。

はじめて指導者になると、相手の反応、すなわち、何を考えているのかわからないとか、本音で話してくれないとか、そこだけ見てしまうことがよくあります。それは当然です。自分の指導が相手の役に立ったのか、理解してくれたのか、次は一人で動けそうなのかを判断して次の指導につなげたいからです。
そうなんです。指導者が意識しているのは「次の対応策」ですよね。

たとえば、新採用者が「できました」と嘘をついたという場合。
「これもあれもできてないのに、どうしてできたと嘘をつくのかしら」と怒る感情が出る前にふたをしてください。「嘘をついた」といったん怒りの感情が出てくると、止まらないことが多いからです。

では、どうするのか?「ここまではできていたけど、次はこれをこうしたほうがいいね」と、できていることを認めて次のステップを示します。しかし、新採用者に優しくしている自分に酔っていてはいけません。これは、優しい指導なのではなく、できている点を強化することと、次の行動を起こしやすくするための動機づけであることを忘れないようにしましょう。

嘘をつく新採用者に優しい指導なんてできないという指導者は、新採用者に「このケアでやるべきことは、ここまでなんだよ」と目標を達成するための項目を伝えましょう。「次にこのケアをするときには、A、BとCの観察と確認までしておかないと、服薬のトラブルや薬の副作用を見逃すからね」と、何を見るべきか、何を患者さんに説明すべきか教えて、箇条書きでメモをとってもらいましょう。

「こんなことまで教えなきゃいけないなんて」と嘆いている時間がもったいないです。「こんなこと」とは、案外、その病棟でしか通用しないルールかもしれません。そうであればなおさら、やってほしいことを明確に伝えたほうが業務は進みます。

# 夏

一番

# 「ここまでできる」を明らかにする

病棟やユニットで働き始めて3~4か月も経てば、チェックリストで、「習得できた」「一人でできる」という項目が増え、新採用者も「できます！やります！」とやる気が高まります。しかし、チェックリスト上では「できる」と判断された技術であっても、実践でミスをおかすこともあります。業務に慣れてくると、1つひとつの行為が不正確になるのも実情です。そのため、新採用者が思う「一人でできる」と指導者が思う「できる」にズレが生じるのです。

そこで、夏休み前にチェックリストのおさらいをしてはいかがでしょうか？新採用者の現状評価を効果的に行うためには、いくつかのポイントをおさえておくと効果的です。

まず、新採用者がこの時期までに到達すべき目標（指導計画やチェックリストなど）を準備します。それをもとに、新採用者と頭を突き合わせて、評価を行います。

必ず意識することは、チェックリストにおける「できない項目」よりも、「できていること」をしっかりと認めて、新人に伝えることです。具体的には、「こういう場面であなたはここができていたね」のような、ポジティブフィードバックを意識してやってみることです。できないことばかり指摘されると自信をなくしたり、指導者に対する反発心を抱いたりするため、今後の指導が難しくなります。指導者が新採用者の行動をきちんと見ていることをわかってもらううえでも、ポジティブフィードバックは有効です。

また、「ほら、ここ、できてないよね」と指摘するよりも、「もしできるならこうするともっと時間も早くできると思う」「ここをこうすると確実だし、ヒヤリハットも未然に防げるよ」のように、「どうすればできるのか」を教えるほうが効果的です。どうするか、なぜそうするのか、がわかっていくことで、一人前への道に近づきます。

指導者側はできていないと判断しても、新採用者ができると認識する場合もあります。そのときには、実際にその場で技術をやってもらい、事実で確認することもできるでしょう。「患者さんへの説明はよくできていたと思う。でも、注射箋を見ないで薬剤の準備をしているように見えたけど、どうだった?」など、とくに安全な看護のためのポイントは、早期発見・早期対処です。

とくに、がんばっているけど空回りや失敗が続いている新採用者には、「焦らないでいいよ」「気にしないで」などの慰めや励ましで終わらせずに、「ここは大丈夫」「これだけはできてるよ」と小さなポイントを認めるフィードバックによって、相手の自信を強めます。そうすることが、新採用者だけでなく、指導者自身の情緒的な安定やモチベーションの維持につながります。

二番

# 解釈で終わらない。事実を見つめる

私たちは基礎教育のときから、「あなただったら、どうする?」と常に問われ、「自分が患者さんだったらこう考えると思います」「もし自分がこの患者さんだったら」と考える癖がついています。患者さんに寄り添うためには、受け持ち患者が置かれている状況を分析し、もし自分がこの患者さんだったらというイメージ化は有用性が高いでしょう。しかし、相手の考えは、いくら想像しても、事実にはなりません。解釈であるという限界を忘れてはいけないと思います。指導の場合でも「たぶん、新採用者はこう考えているはず」「たぶん、私のことをこう考えているはず」と新採用者の思いを解釈するだけでは、正しい指導は相手に届きません。

指導する際、自分が期待するような反応が相手から返ってこないとき「わかっているのか、わかっていないのか理解できない」「私の指導が下手だからだ」「いや、だいたいいつも適当に物事を処理しようとするあのひとの姿勢がダメなんだ」と一人で考え始めると、妄想が止まらなくなることがありませんか?

妄想し始めると、なぜ眠れなくなるのでしょう? なぜ相手を責めて怒りの感情が湧いてしまうのでしょう? なぜ自分の行動を責めてしまうのでしょうか?

ここでいくら分析して解釈しても、相手のことを完璧に知ることはできないということを思い出してください。

一人で考えても答えが出ないことは考えないようにする、あるいは相手に尋ねてみたり、誰かに答えを求めてみるという方向に変えてみませんか?

看護職は専門的知識をもって対象をアセスメントしますが、それは、主観(S)、観察項目(O)など事実に基づいて行われますね。

そう考えると、相手はどこまで何を理解しているか、どのように考えているのかなど、「事実」を確認しなければ、アセスメントはできません。相手についてあれこれ考えるのではなく、相手の状況や行動=事実に目を向けることも必要でしょう。

自分だけ、相手だけが悪いのではなく、「どうやったら、相手から反応が返ってくるのだろう?」「私、しゃべりすぎかな? 今度は相手に聞いてみようかな」と、どのようにすれば状況がよくなるか、その作戦を練る方向にエネルギーを使ってみるのも1つの方法です。

葛藤のとき過ぎれば、一気に開花す
おのれの力を信じて 吉

三番

# 理解度を確認する

自分がもっている知識や技術を教えるだけなら簡単です。しかし、現場の指導は相手が動いて一人で仕事ができることが目的であるため、教えっぱなしでなく、相手の理解度を確認することが求められます。

たとえば、ケアや処置について「わかる?」「できる?」と聞くと、「はい」と答えるのに、質問すると答えられなかったり、実際に見守りにいくとできていないことがあると新採用者の自己評価に対する不信感につながりがちです。

また、1年目に指導する際、返事がなかったり、リアクションが少ないと、どこまで何を理解しているのか、まったくわからず、相手の反応をアセスメントすることの難しさと、指導に対して不安をもってしまいます。

そして、指導した内容に対して、メモもとらず、教えてもらって当たり前、わからなかったら質問すればいいという新採用者の姿勢にいらだちを感じることも少なくないのでは？　そんな新採用者に対して、怒らないように心がけていても、つい表情に出る、言葉尻が強くなってしまい、感情にまかせて怒ってしまうこともあるでしょう。そうするうちに、自己嫌悪になったり、共感できない相手の態度へいらだちを覚えたりなどは誰もが経験したことがあるのではないでしょうか。

「理解しているのか、理解できていないのか、それがわからない」けれど、「あまり問い詰めると無言になって反応もなくなってしまい、気まずくなるから言わない」のような悪循環になる前に、どこまで理解しているか、指導者のほうから手を伸ばして、その場で確認し、指導者の思っている理解度と、実際の理解度のズレを早めに手当てしてみませんか？

新採用者は、申し送りや指導時に疑問や不安点を忙しそうなスタッフに尋ねることに罪悪感をもっている場合もあり、「わかった？」と尋ねても、わからないことや不確かなことをその場で質問しないこともあります。

わからなかったらすぐに質問するだけでなく、後で自分で調べる態度も重要ですが、目の前にいる患者ケアを優先するのであれば、なるべく指導者側から、「ここまでは一人でできる？」「次は何をする？」など具体的に尋ねて、不明な点がどこなのかが明らかにできるような指導体制をとっていくことも大切です。

四番

# 「できる?」から「どこまでできる?」へ

多忙な現場では、すぐに「これできる?」と聞いてしまいがちですが、指導者の「できる」と新採用者の「できる」には歴然とした差があります。

そろそろ私たちも経験から気がつきましょう。
「できる?」「わかる?」「やれる?」という問いが危険であることを。

できるか、できないか、という把握の仕方から早く脱出して、「できる」内容に焦点をあててみましょう。
毎回確認することが困難であっても、新採用者がまだ一人ではできない、ちょっとあやふやなケアや技術提供の前に、
❖どこまで何ができるか確認する
チェックリストを用いて確認したり、準備・他職種への確認・実施・後片付

けなど、どの部分ならできるのか確認するなど、おおまかでよいので、ある程度の枠組みがあると「ここができます」と確認しやすいですね。

❈「なぜこれをしなきゃいけないんだっけ?」のその技術やケア上の目的をおさえておく

「清潔ケアは生活の質向上のために行います」のような大きな目的確認は必要ないでしょう。過去のインシデントやヒヤリハット事例を参考に、「この物品はなぜ必要なんだっけ?」や「W チェックをするときに、なぜここを見る必要があるんだっけ?」など、必ず意識してもらいたいポイントのみチェックすればいいでしょう。

❈「安全確保を考えたときに何に気をつける?」の安全確保上の留意点を口頭で述べさせる

必ず確認すべきなのは安全確保です。安全確保がままならない程度の認識であれば、「ごめん、一人ではケアさせられないね。まず手順と根拠の復習をしよう」でもよいですし、「一緒にやろう」と技術見学をしてもよいです。患者へのケアは、安全確保が大前提であり、それが専門職としての私たちの信念であり、ゆずれないことです。そのことを私たちは、新採用者がポカンとしていてもくり返し言い続けていく必要があります。

しかし、そこは現場。指導に関する時間的な余裕がないときには、「一人でできる?」や「最初のこれとこれはできる?」など、指導者が尋ねておおまかに把握し、ケアを進めながら指導をすることも現実にはありうることです。そのときは、患者の安全を第一に考えてケアを行います。その姿勢も新人には大きな学びとなるでしょう。

五番

# 怒らない指導だけではひとは成長しない

自分が新人の頃と違って、今の新人は「ほめて育てることが大切」と言われます。指導者は、多忙な業務の合間をぬって、新人や後輩に対してきつい言い方にならないように、言葉や声のトーンに気をつけるなど、とても気を配りながら後輩に接しています。

しかし、新採用者は厳しい態度で対応されることがないためか、インシデントでさえも重大なことと全く認識していないという深刻な状況も出ているそうです。そうなると、本当にこれでいいのかと不安になりますね。また、周囲のスタッフも怒らないことが大事と考えると、いろいろな抜けがあっても、「いいよ、いいよ」ですませてしまいがちです。そのため、「これは大事だから忘れないように」という細かい指摘をするひとが、小言ばかり言う嫌なひとになってしまいます。このような状況に憤りさえ感じてしまうことがあるでしょう。

「今はほめる指導が大切。だから怒ることは絶対にダメ、叱るのも慎重に」とは、新採用者を甘やかしたり、退職させないためではありません。新採用者がより適切なケアができるようになりたいと考え学ぼうとするには、「具体的にできた点をほめる指導」が効果的だからです。さらに、感情的に怒るよりも、的確に「どこがよくなかったのかを指摘する」ことが指導には効果的であると言えます。

自らの経験から「叱られたからこそ成長できた」という思いがあるひとは、とくに、叱る指導効果に期待しがちですが、「叱られた」からよりも、「叱ってくれる指導者に対する信頼感や尊敬」があってこその指導効果であり、「叱る指導」そのものの効果ではない場合が多いのです。だからこそ、効果的な「叱り方」に対する知識をもって指導することが大切です。

たとえば、ミスにつながった行動はしっかり指摘し指導しますが、「あなたはいつもそうだから」や「やる気ないしね」のように相手の人格を責めるような発言を同時にすると、叱られた内容よりも「いつもじゃないし、指導者はすぐにそうやって決めつける。わかってくれない」という思いのほうが強くなり、ミスの指摘が意識に残らなくなります。

また、「これじゃダメ」から「こうすればよい」という望ましい行動は何かを具体的に教えることが重要です。その後、どうなったかを見届け、行動を改善することへのサポートをするのが指導です。

「優しく、さりげなく」「新採用者を不快にさせないように」と言われると、言葉の使い方に意識が向きますが、重要なのは、指導内容であり、先輩としての姿勢ではないでしょうか。ここだけはゆずれない、これは確実にやりたいというあなたの「看護の信念」や「価値」をしっかり新採用者に伝えることは、先輩の役目です。

六番

# 指導状況を「透明化」してみる

梅雨が明けると、新採用者が入職してバタバタと時間だけが過ぎていったと感じる指導者も多いでしょう。必死で教えてきたけれど、新採用者はどこまでわかっていて、何ができるようになったのか、少し不安がよぎることがあります。夏休みに入る前に、指導状況をいったん整理して、スタッフにも、新採用者にも、見えるように「透明」にしてみませんか?

❖指導の方向性を透明にする
新採用者に対して、いつまでにどのような看護や業務、ふるまいができるようになってもらいたいのか

❖事実=現状を透明にする
そのためにどのような方法で指導し、現時点で何がどこまでできているのか、何ができていないのか

※指導方法を透明にする

目標達成が可能となるためには、これから先どのような集合研修やスタッフの協力が必要か

指導者も周囲のスタッフも新採用者指導で迷ったときには、最初に指導の方向性と目標を確認し、現状を見て、どうすれば目標に達することができるのか方策を新採用者と一緒に考える、それがシンプルな方法です。

また、何ができていて何ができていないのかの現状把握は、事実にこだわることをおすすめします。時間がかかっても、技術を一緒にやってみて、チェックリストを用い確認することで互いに納得がいきます。

そのためには、指導の「方向性、目標、現状、課題、期待、将来」を言葉で明確にします。そして、ホワイトボード、連絡ノート、チェックリストなどを用いて表記する、勤務交代時の申し送り時に２分間レポートを行う、定期的に新採用者指導解決ミーティングを開催する、全員が目を通せるようにプリントアウトやメールを用いるなど、自分たちの病棟が一番やりやすい方法で「見える形」にすることが近道になります。

新人看護職員臨床研修を統括する研修責任者や病棟統括の教育担当者の果たすべき役割には、「全職員に対し、新人看護職員臨床研修体制の伝達・周知」があります。新人を職場全員で育てる組織風土をつくるためには、「みんな、がんばって」とハッパをかけるだけではうまくいきません。この組織は新人教育をこうするという方針と方法を情報公開することで、職員の理解を得て、それが適正に行われるように全員でチェックして、よりよい新人教育をめざすという時代に私たちは身をおいています。

指導者の私たちも、着地点が見えれば、今何をすべきか、先輩に何を依頼し、何が問題でその解決策をどう得るかが見えてきますよね。

七番

# 指導者仲間と教え方をシェアする

指導に行き詰ったり、新採用者への指導や周囲のスタッフとのコミュニケーションにズレが生じると、自己嫌悪になってつらいですね。「ほかの指導者のほうがもっと上手に教えられるのに」「そもそも私は指導者に向いていないし」など、少し後ろ向きに考えてしまうことがあります。

自分が効果的に教えているかどうか不安に駆られて、指導者に向いていないと決めてしまう前に、ここはなんとか今の状況を打破しましょう！　自分で指導方法を一生懸命に学ぶことも大切ですが、となりにいる同じ指導者に、「新人に○○って指導したら、□□って言われたんですけど、どう言ったらよかったですか?」と指導時の教え方や言葉の使い方、伝え方のコツややり方を教えてもらいませんか?

教え方もケアの方法も、大切なのは、「他人との比較」ではなく、「やり方」の共有です。
指導者は、新採用者の「理解や納得のツボ」がどこにあるのか見えません。だから、一般的に言われている理論を用いて接してみたり、研修や書籍で学んだことをそのままやってみたりします。けれど、それでは新採用者に伝わらないように感じるのではないでしょうか？　ここで、同僚がやって成功したことをまねてみませんか？　実際に同僚の成功例をとり入れ実際にやってみることで、新採用者に「あ～なるほど、そうですね。やれそうです」というツボを見つけるきっかけにしてみましょう。

私たちもうまくいった教え方を今年の指導者やスタッフと共有したいですね。

先輩や同じ指導者に、新採用者のかかわり方を教えてもらうときに、大事にしたいことがあります。それは、

- 「私はあんなふうに後輩を指導できない。私はダメだ」と他人と比較して落ち込まないこと。
- 「そんなこと言ったって、あの新採用者は言うことを聞かない」と、結果を決めつけないこと。
- 「理論は使えないから」と単純に考えず、「これはできるかも」と、正論や理論から使えるところを見つけ出すこと。

現状を動かすには、これまでと違うやり方でかかわることが大事ですね。
さぁ、意識してやってみませんか？

たくさんの引き出しを自分のなかにもって、新採用者のどんな反応にも涼しい顔で対応し、暑い夏を乗り切っていきましょう！

八番

# シンプルに事実を伝える

指導に力が入ると、「新採用者に理解してもらいたい」と思って、つい説明が長くなることがあります。「はい、わかりました！」と相手の反応があれば、こちらも気持ちがいいのですが、相手が無反応だったり、首をかしげる動作や明らかに話を受け流している様子であると、ますます必死になってしまい、「それでね、こうなってね。たとえばね…」と、畳みかけるように話すこと、ありますよね。

説明する内容が多くなると、それだけ複雑になり、よい成果が得られないようです。つまり、説明しているあなた自身も、長々と耳を傾けている聞き手も、だんだん何が大切なのかがわからなくなるため、結局、何も伝わらない、理解できないという結果になりがちです。

そうであれば、シンプルに、ズバッと「要点」を伝えることを意識してみませんか?

「結論を先に述べる」ことはビジネスの基本です。「ここでは○○をしてください」と最初にすべきことだけを伝えて、「なぜなら□□だからです」と後から根拠や理由を説明する、を意識していくと、ポイントが絞れるようになります。

指導者であるあなたがポイントを絞るのが苦手であるなら、説明が長くなった時点でいったん話を止めて、相手と一緒に要点を確認するという作業を入れてみてもいいかもしれません。話が横道にそれてしまっていれば、それる前の段階まで戻って、そこまでで大事な点が何だったかを確認すればいいのです。

また、相手がメモをとりやすいよう、箇条書きのような形で説明するのもいいかもしれません。あるいは記憶に残るよう、「ここで大事な点は2つあって…」という説明で始めるのも1つの手です。

説明することばかりに気を取られることなく、説明の後に、「私ばかり話していてごめんなさい。もう1回確認したいことはあるかしら?」と、相手が質問しやすいよう尋ねられるという配慮もできるようになるといいものです。

もし自分の考えと対立する意見を言われたら、「Aさんは、そのように考えるんですね。なるほど」と、相手の価値を受け止めることができれば上出来です。

九番

# 自分の指導を信じる

日差しの強さから、夏まっさかりと感じる頃、無我夢中で指導しながら走ってきた嵐のような数か月を振り返りながら、ふと「自分の教育や指導で大丈夫なのだろうか」「自分の教え方で新人は理解できているのだろうか」と、少し立ち止まって考えることはありませんか?

指導に正解や不正解はありません。もし正解があるとすれば、それは指導した相手が「ポイントはこれとこれで、後は一人でやれそうです」と、安全確保のポイントを正確に挙げ、自分の行動がイメージでき、実際に行動を起こせたときですね。

「教育すれば、ひとは変わる!」と私たちは思いたいし、熱心な指導で実際に新採用者が変わるさまを見ています。

しかしそれは、よい指導だったからというよりも、その新採用者自身が指導の意味に「あっ、そうか！」と気づき、「なるほど。そうだよね」と納得し、「じゃ、こうやってみよう！」と自分で決めて、実際に行動するから、結果として、行動が変わっているのだと考えられます。

つまり、どれほどよい指導をしても、どれほど正確な指導をしても、新採用者が「あっ、そうか！」と腑に落ちなければ、納得して看護実践を提供することはできません。

新採用者に「これがポイントで、こうすればいいのか」と気づかせたいために、指導者が同じ教え方や同じ表現を言い続けても、伝わらなければしょうがないわけです。

あなたの指導は正しいのだと思います。

でもこれだけは忘れないでください。

指導内容が正しくても、新採用者が理解できないのは、その指導方法ではあなたが期待するところまで理解できなかっただけなんです。

「新採用者のやる気がない」とか、「どうせ私は指導者に向いてない」と後ろ向きになるのであれば、指導の内容と説明方法を変えてみましょう。3回異なる説明をしても理解してもらえなかったら、遠慮なくその説明だけ他の指導者にお願いしてみましょう。口頭で説明する方法から、e-learningで動画をみながら、ポイントを確認する方法に変えましょう。指導内容が不安であれば、指導者自ら、看護基準や文献を確認したり、先輩に「これ、あってますか?」と聞きましょう。

まずは、自分の指導や行動を信じてみましょう！

そして、その指導が新採用者に適しているかどうかを判断し、調整していけばいいのです。

十番

# 違いを大切にあつかう

「世代が違いすぎて、新人と話があわない」「理解できないことを言う」など、同僚や新採用者に対する苦手意識やあわないという感覚は、誰もが経験することでしょう。

ひとは自分と違うところや異なる価値に対して、好意をもちにくいといわれています。多くの職種と仕事をする組織では、考え方や価値、看護の方法、悩みの深さなど、違うことだらけです。

看護は、異常の早期発見やアセスメントから問題の所在を明らかにするなど、正常と異なる問題点を見つけることを教育され、非常に優れた観察力をもっています。しかし、それを同僚や新採用者に向けると、「やり方が違う」「どうしてそういう考え方をするのかわからない」「指導が甘すぎる」などといった違和感や、時にはいらだちに変わってしまうようです。

考えや意見が異なるのは、ひとによって大事にしていることやこれだけはゆずれないという考えが違うだけ、つまり価値が異なるだけです。ですから、ひとと考えや指導方法が違うことで不安や焦りを感じることがあったとしても、でもそれはあなたのオリジナリティであり、大切にもっていればよいと思います。

大事なことは、違いを大切にあつかうことです。

指導者として、新採用者の考えや、周囲のスタッフの指導に関する価値を、理解しきれなかったとしても、「わけわからない（怒）」から「あなたはそう考えるのですね」と、まずは大切にあつかってみましょう。

そして、同じところを探します。「やっぱり、患者さんの襟元はいつもきれいに整えたい」というようなケアでの共通するこだわりもあるかもしれません。あるいは、「奈良県出身？　私も同じ！」のように共通項を見つけて急に親近感がわくこともあるでしょう。

病棟スタッフ全員が共有するもの、それはなんでしょうか。
「こんな看護を実現したい。そのために今年はこれを重点的に実施する」
そう、病棟目標、新人教育目標です。
同じ目標に向かって、その実現のために、スタッフ全員で頭を突き合わせて、対策を考え、実施する。それが私たちの仕事です。

十一番

# 「ほめる」から「伝える」に変える

「新採用者を退職させてはいけない」「最近の新人はナイーブで、見て覚えろという教育だけではダメ。病棟の雰囲気に慣れるくらいのゆっくりした目標で指導してね」と上司から念を押されたことはありませんか？

離職は、健康上の理由や家族の介護、育児、Ｕターンなど、職場の人間関係以外にもさまざまな理由があります。しかし、せっかく育てた新採用者が１年未満、ましてや１週間程度で離職すると、指導者もスタッフも無力感や疲弊感を感じずにいられません。

最近の新採用者教育は、早期離職予防として、「とにかくゆっくり」「とにかくほめて」など、「ほめて育てなければならない」と言われます。しかし、それが多くの指導者を縛り、そして「ほめても新人の反応が薄い。これ以上何をしたらよいのか…」と苦しめることにもなっています。
指導者のみなさん、この際、新採用者に対して、「ほめる」のをやめてみませんか。

指導の場面で重要なのは、「ほめる」ことではありません。

- ケアのよかった点を具体的に指して「ここができましたね」と伝えること
- よくなかった点を具体的に指して「ここの点について、チェックリストやマニュアルでもう一度確認してから、やってみましょう」と事実を相手に伝え、再度やって確認すること
- 「では、次にどうやったらもっとよくなるでしょう」と、対応策を一緒に考えること

これまでの指導では、「なぜあなたはこうしたの？　う～ん、このケアは今のこの患者さんには必要ではないと思うけど」のように、相手の考えを聞き出そうと配慮して「なぜ？」と問いかけ、反応が悪いと「私はここが間違ってると思うよ」と優しく指摘してきました。けれど、新採用者は納得がいかない表情をしていて、それを見た指導者のあなたはイライラするか、ほめる指導ができていなかったと自分を責めていたことでしょう。

無理によい点を見つけてほめようとすると、自分が疲れてしまうかもしれません。ほめるのではなく、できているところは、「ここができているね」と、誠実に認めるだけです。
「退院指導のとき、ご家族もうなずいて納得されていたし、説明が上手に伝わったみたいだね」「この記録、わかりやすくて、次の勤務のひとも困らないね」など、よいと思った事実をいつもより少し丁寧に伝えることを意識して、新採用者を力づけてみませんか？

十二番

# 悪循環を断ち切る

指導者は「新人を叱らない」「辞めさせない」のミッションを背負い、さらに新採用者に残業をさせられないという縛りを付けられるなかで、決まった時間で仕事を進めなければならないというプレッシャーまで受けて、押しつぶされそうになっています。

指導者の誰もが「ゆっくり丁寧に教えたい」と思っています。しかし、現状は厳しく、新採用者に時間をかけて１つひとつ指導するなんて余裕はありません。新採用者に業務を任せられず、ついつい自分でやってしまうため、新採用者は仕事を覚えられず、指導者自身は数多くの業務に追われてイライラしてしまい、その結果、厳しい表情できつい言葉を発してしまうということになります。

業務に関することで時間の余裕がない→新採用者に丁寧に教えられない→

指導者の業務量が増え、新採用者は仕事を覚えられない → 新採用者に任せられない → 指導者の業務量がさらに増える → 教える時間がなくなり、気持ちの余裕がますますなくなる。

これが現状かもしれませんが、よい流れとはいえませんね。このような悪循環にまきこまれてしまう指導者はたくさんいるのではないでしょうか。

日勤の終わり際に新採用者をきつく叱ってしまったりすると、次の日、職場に向かう足が重くなりがちですよね。「私だって一生懸命やっているのに」や「そもそも新採用者が覚えないから」のような自分の反省やモヤモヤした気持ちを、イライラ顔に表して新採用者を威圧してしまう経験は誰にもあると思いますが、それでは何も解決しませんし、なんだかもったいないですよね。

悪循環を断ち切るには、ただ１つ。

「どうやったら新採用者が確実にできるようになるか。」それだけを考えて実行することです。「これがダメなら、次はこの手はどうだ！」と相手の理解にあわせて指導の方法や内容をカスタマイズする。これって看護と同じですよね。

対象にあわせた看護ができる私たち看護職は、新採用者にあわせた指導を編み出す力を必ずもっています。

大丈夫。あなたにしかできない指導がきっとあります。

人間関係は平穏にて安全
周囲の誠意に応え、人望を得よ

# 秋

一番

# 到達度の差に驚かない

秋になりようやく一人前になったと思った新採用者なのに、指導者が思う以上に、技術が獲得できていなかったり、知識もあいまいで愕然とすることがあるでしょう。また、新採用者をみな同じように指導してきたつもりでも、ひとによってこれほどまでに到達度に差があることに驚くと思います。その差がよく見えてくるのが秋です。

しかし、他人と比較しても意味はありません。

他人との差を気にする前に、新採用者の到達目標（ゴール）と現在の知識や技術力を正確に把握するほうが先です。まず、現時点でどこまで知識を得ているのか，どこまで技術ができているのかの確認作業に時間を割くことが必要です。方法としては、いわゆるテスト形式でもよいですし、事例を用いたアセスメントとケアプランを指導者と新採用者で話しながら確認する、施設で使用している技術チェックリストを用いた演習を行うなどでもいいでしょう。一番使いやすいと考えた方法でまずやってみることが大切です。

テストは最初から作成するとなると大変な労力が必要ですが、看護学生向けの書籍や国家試験の過去問題を病棟の特性にあわせて選ぶなど、すでにあるものを使いながら、新採用者の知識確認や学習にいかせる資源を活用しましょう。

現時点での課題が明確になれば、何月までにどこまでできるようになるといった到達目標を設定します。そして、その目標が達成されるためには、この先、何をすればよいかを教育担当者や主任、師長などの管理者と指導者、新採用者でスケジュールを決めて実行します。

チェックリストを用いて不足箇所が見えると、これもあれもできていないという思いをもってしまいがちです。しかし、新採用者のモチベーションを維持するためには、「これもあれもできている」と、できていることをしっかり認めることが大切であることは、もうおわかりですね。

伸ばすところを伸ばせば
おのずと為すべきことが見えて　吉

二番

# 意識的に「対応策」を考える

看護職は問題解決思考で仕事をするため、異常値や平常とは違う「何か」に敏感であり、それを問題点として抽出する能力に優れています。そのため、新採用者教育においても「○○ができていない」といった問題点が先に見えてしまうようです。

たとえば、「新採用者は自分のペースで物事を進めるため、周囲にあわせられない」のような問題点です。この問題を解決する際に、なぜこの問題が起こっているのかを、本人の意識や資質に焦点化してしまうと、対応策は「まわりに目を向けてチームで働いていることを自覚してもらう」「自分から積極的に行動を起こすようにうながす」「自分の行動に責任をもち、社会人としての自覚をもってもらう」のように、新採用者の意識だけを改善するという偏った対策になり、結果が得られないことが多いようです。

もし事実を冷静に見て、問題が起こっている原因や背景を考えてみると、

「教育目的で重症度の高い患者さんの担当が新人に偏り、業務をこなすことに精一杯になってしまうと本人も言っている」

「入職後半年たって、何でも一人でやらなくてはと思っているところがあり、自己判断が増えた」

「1つひとつの実践に時間がかかることもあり、報告が少なくなり、指示受けが遅れている」

と、なぜ新採用者が自身のペースで動いてしまうのかの理由が見えてきます。

このように考えると、対応策は

- 今、業務で必要なことのなかで、何ができて何ができないかを新採用者に明確にしてもらい、指導者が業務調整する
- 受け持ち患者の人数を調整し、重症患者のケアが新採用者に偏らないようにする
- 優先順位の立て方と先輩に業務を依頼するなどの調整方法について再度確認する
- 指導者は新採用者の業務進行状況を午前午後1回ずつ確認する

など具体性のあるものになります。

新採用者ごとの到達度にばらつきが出る今の時期だからこそ、ハロウィンまでに一定の技術が実践できるよう支援したいものです。

無理はせず、無駄なこともせず
おのれの為すべきことを見極めよ

三番

# 説明を重ねるより アウトプットで 理解させる

新採用者から「自信がありません。できません」「覚えられません」と言われたら、指導者としてくり返し丁寧に説明することは大切です。しかし、同じ内容で同じ説明を続けていても成果が出なければ、別の方法に早く切り替えることも指導の１つです。

ひとは説明を聞いて覚えると同時に、自分の考えを述べたり書いたりしながら見える形にアウトプットしながら学びを深めます。私たちも先輩の話を聞いているときにはもっともだと理解したつもりでも、内容がわかっていないと、いざ後輩に説明する際に表面的な伝達になってしまうことがあります。

つまり、「自分の考えを外に出す」＝「アウトプットの機会が与えられ言葉で表現する」ことによって、自分の理解度に気がつくのです。ですからに、声に出したり書き出したりしながら考えを整理し、指導者や同僚と対話するなかで新たなアイデアややり方を見出していく場をつくるのも教育になるのです。

新採用者の指導場面では、「どうしたらこの患者さんは○○の処置について納得してもらえるかな」「私は手順書に沿って説明してきたけれど、どうやったら、このケアを一人でできるようになるのかな」と新採用者と一緒に考えることから始めます。

つまり、質問型のコミュニケーションを使って相手にとるべき行動を自ら選択してもらうことがねらいになります。

口頭による説明だけでなく、DVDを見る、よく売れている疾病の理解に役立つ本を紹介する、同じケアを患者三人分実践してポイントを整理してもらう、など理解が進むと思われる方法を提案し、新採用者にどの方法が自分に合っているかを選んでもらいます。このように相手が学習方法を決められるようお手伝いをすることも教育です。

指導者に言われたから実践するのではなく、新採用者が根拠をもって方策を選び自身が決定するための支援を行うことに意味があるのです。そのためには、経験の浅い新採用者にすべて考えさせるのではなく、選択肢を指導者側が提案することも場合によって必要です。

また、指導者の問いに正解が得られたか否かではなく、患者のケアを確実にするなど、目的に照らして何をすべきかをつなげて考えるように問いかけることも、指導者の技になるでしょう。

四番

# 辞めたいと相談されたら、素直に気持ちを伝えればいい

指導している新人から、「私は看護師に向いていないと思います。もう辞めたいんです」と相談されたら、自分は何と答えるのだろうと不安に思うことはありませんか?

後輩や同僚など指導する関係でなければ、気楽に話せるけれど、指導者としてどのように対応したらよいか考えることもあるでしょう。

遅刻や欠勤が続いたり、ため息が多くなる、何か話をしたい様子など、新採用者の様子がいつもと違う、それは悩んでいるサインです。指導者として「いつもと感じが違うけど、何かあった?」と一言声をかけてみましょう。「いえ、なんでもありません」という返答であったとしても、新採用者は気にかけてもらっていることで安心します。

最近では、順調に仕事を覚え、コツコツと真面目に仕事をして、期待していた新採用者がいきなり退職を口にするというケースが多く聞かれます。

このようなケースの場合、あまりに突然のことで指導者として何を話してよいのか言葉に詰まり、「どうしてあなたが…」と絶句し、なんとか辞めないように引き止めるために、普段より早口で一方的に話してしまうことがあるかもしれません。

しかし、指導者としてできることは、１つだけです。

ただただ、話を聞く。それだけです。それしかできません。

そのうえで、自分が看護師に向いていないと考える新採用者には、「こういうところはきちんとできてると思っていたから、自信をもっていいんじゃないかな」など、事実を伝えることや、「退職は自身が決めることだから」のように、辞めることを否定しない考えを伝えながら看護師の仕事の醍醐味について話すなど、自分の考えを素直に伝えることで十分です。

もし、「やりたい看護ができない」のような理由であれば、患者さんから喜ばれた経験から、本当は何をしたいのか、その一部は達成できているのではないかと気づいてもらえるとよいですね。また、どのようにすればやりたい看護ができるのか、その方策を共に考えながら、もう少しここで仕事を続けてみてはどうかという話の流れもあります。

組織に所属する以上、退職の意向を伝える時期や申し出の方法は組織で定められています。指導者は新採用者の退職意向について相談を受けた場合、上司に報告するなどの組織のルールを事前に人事担当に確認しておくとよいでしょう。

五番

# 指導内容は多様性があっていい

新採用者が入職するたびに、「それ、誰に教わったの?」というセリフをあちこちで耳にします。スタッフによって指導方法が異なることで、新採用者はどのやり方が正しいのか迷ってしまうことを考えると、病棟全体で指導が異ならないように、指導方法や教育内容を統一していきたいと考えるのは自然な流れでしょう

しかし、スタッフのケア方法は誰一人として同じではないですよね。安全確保を最低条件に、対象に合わせた個別ケアを組み立て、実践、評価することの積み重ねが、できる看護職への道になるのです。それが臨床実践であり、状況対応力を磨く場であると考えます。

1つの手順をしっかり覚えてから、応用していくという考えもあります。基

礎をしっかり叩き込むという考えで、これも大事な指導方法です。ここで大事にしたいのは、基礎とは何かという点です。手順の流れが基礎なのではなく、その技術において、安全のポイントは何かが基礎とも考えられます。

つまり、安全確保や患者の安心など基礎が確保されていれば、手順の順番が逆になったり、やり方が多少異なっても、あわてて「そこ、違うよ」と声を荒げる必要はありません。

「先輩から教わったやり方も大事、でも私が教えるこのやり方も大事なんだよね。2つのやり方を知っていれば、患者に合わせたケアができるよね」という発想はどうですか。「このやり方を教えたのは誰?」と犯人捜しすることは、指導者の脅威をあおるだけで問題解決にはならず、職場風土や教育文化を悪化させてしまうのは、みな経験していることだと思います。

「Aさんの指導と、Bさんの指導に共通してる部分は何だろう。それが大切なところだよね」「共通するところが原理原則。違う部分がクリエイティブに対応できるところだよ」などと、安全をベースに患者に合わせた多様なやり方を教えて、自分で適宜選択できるようにしていくことが現場教育の要となります。それが臨床実践力を伝えることになるのです。

安全を確保し、指導してもらった考えや方法をベースに、多様かつ新たなやり方を学び、自分で適宜選択していく学習方法は、看護の醍醐味とも言えるでしょう。

いたずらに心動かすこと　凶
まもなく蕾開いて運気上昇す

六番

# 思い切って先輩に相談し、教えてもらう

技術の指導で自信がもてないとき、あなたはどうしますか?
勉強時間がとれなくて焦るより、まわりの先輩に頼ってしまいませんか?

ひとは忘れる生き物です。だから、専門職である諸先輩方は、忘れたときにマニュアルに戻ったり、ひとに聞いたり、ネットで調べて確認したりしながら、確実なケアに向けて知識をいつも再確認していますよね。

指導者だから何でも知っていなければならないことはありません。だって新採用者の質問にすべて答えることが重要ならば、電子辞書で十分だからです。

答えられない質問にあわてなくて大丈夫!「ごめんなさい。わからないから、一緒に基準を確認しましょう」と答えましょう。指導者であってもわからない

ことは、わからないと言っていいのです。「もし質問に答えられなかったらどうしよう」と不安や恐怖に陥ることはないのですよ。

「プリセプターだからすべて自分でやらねば」と責任感を強くもつことも大事ですが、「○○ケアの上手な先輩」「□□処置介助が驚くほど速い先輩」に「一緒にケアを見せてください」と率直にお願いをして、そのケアを見せてもらいませんか？ 新採用者と一緒にそのケアの流れと注意点を確認して、マニュアルにないコツをこっそり教えてもらう場をつくる。これも指導者の大切な仕事なのです。

今、現場で求められているのは、自分の強みと弱みを正しく把握し、適切な判断によって他人の助けを借り、自分の強みをいかし、欠点を補うことができる指導者や管理者です。

不明な点は確実に確認して解決する。

このプロセスを新採用者に見せて問題の解決方法を教えること、これが専門職であり、患者の状況に合わせて行動できるひとをつくる指導です。

指導者になったら、自分の思いや悩みだけでなく、指導内容や方法をなるべく早く解決するために、相談できる先輩を見つけておくこと、また苦手な先輩や上司に対して相談する勇気と、相手に快く引き受けてもらえるような相談の仕方を探しておきましょう。
「ここがわからないので、教えてもらえませんか？」と言えるひとが「できる指導者」なのです。

七番

# 「協育」・「響育」の文化を自分たちが創る

新人看護職員臨床研修ガイドラインには、「新採用者を組織全体で育てる組織文化の涵養が求められる」と明確に示されています。教え育むのが教育ですが、文字を変換してみると、意味合いが少し変わってきます。みんなで協力して新採用者を育むという意味の「協育」や、スタッフがもつ大切な価値や経験から得た技術やケアのワザを響き合わせながらみんなで育っていこうの「響育」などです。そこには「教育」に対するとらえ方があらわれます。私たちのとらえ方１つで、新採用者教育にも幅や深みが出そうです。

しかし多忙な現場では、新採用者教育は指導者や教育委員に任せておけばよいという考えが根強く残っていることもあるでしょう。その一方で、スタッフは、「私だってプリセプターを助けたい」と思っていますし、指導者やプリセプターの苦労や疲弊をよく知っています。しかし、「プリセプターもいるのに、私は何を指導したらいいのかわからない」「責任の所在が不明」など不明瞭さや不安に思うことが、「新採用者教育がどこまで進んでいるかわからない」「情報が伝わってこない」という不満やもどかしさに代わってしまうようです。

「新人をみんなで育て、全員が気持ちよく働ける」職場風土は、簡単にはできません。それでも、みんなで新採用者を指導するために、何ができるかをスタッフ全員で考え、みなが役割をもてば、きっと叶う理想もあるはずです。

「病棟の指導方法が統一されていない」という声がよく聞かれます。マニュアル整備ももちろん重要です。しかし、一方的に業務として処置やケアのやり方だけを教えても、手順を忘れたり、患者の状況に合わせた応用が利かないなど、知識や技術を手順どおり覚える学習方法には限界があることも、私たちは理解しています。私たちは通り一遍のケアをする機械ではなく、患者の個別性や症状に合わせたケアを行う専門職だからです。

だからこそ、「病棟で統一した指導」をするのであれば、指導者やスタッフの看護に対する大切な信念や価値を伝えていく、これはゆずれない、やってはいけないというスタッフ各自の倫理実践を話す、スタッフそれぞれが得意な技術やケアを一人１つずつ次世代を担う新採用者に伝え授ける、などできることがありそうです。

新採用者教育に関連した「病棟で統一した指導」を積み重ねることは、病棟ケアの質向上だけでなく、協育・響育の文化を自分たちで創り上げていくことができるのです。

粘り強く意志を貫き、周囲への配慮を心がければ吉兆あらわる

八番

# 「そうれんほう」を使った人材育成

毎日勤務の始めと終わりには必ず、状況をリーダーに報告するよう指導しても、報告しない、また勤務中に困ったことや報告しなければならないことがあったとしても、すぐに報告や相談することができない、そんな新採用者に悩まされていませんか。

ビジネスの基本に「報告・連絡・相談＝ほうれんそう」があります。最近では事後報告になるよりは、先に相談してもらったほうがリスク回避になるという理由もあり、「そうれんほう」とも言われます。

指導者やスタッフは経験から報告の重要性が身体に染みついていますが、新採用者にとってはそうでない場合が多く、この程度のことは報告しなくてもよいだろうと自己判断したり、報告の機会を逸してしまう場合があります。それが指導者側にとっては､｢情報を隠していた｣｢嘘をついた｣といった判断になってしまうと、関係性に影響を及ぼし、指導がうまくいかなくなります。

そのため、自分がすべき看護と観察ポイントを確認するために、リーダーに状況を報告する必要があること、実践結果を次の勤務帯につなげるために情報を伝える必要があること、迷ったときは自己判断せず指導者に相談しながら事を進める必要があることを新採用者には教えておきましょう。

安全かつ安心できる看護の提供を考えるのであれば、報告は新採用者の判断に任せず、指導者側から報告の場を設定するなどの体制を整備することに力を入れたほうがよいでしょう。たとえば､勤務中に指導者側から新採用者に相談･連絡・報告をさせる機会をつくったり、報告の内容や仕方などを新採用者がイメージできるまで見学させデモをさせたり、論点整理の練習をさせるなど、形を覚えさせることから始めるのも大切です。

業務が多忙で、話しかけにくいオーラを出しているのではないかと自分を責める必要はありません。忙しいからこそ、何時に業務の進捗状況を確認するのか、時間を決めるなどのシステムを新採用者と一緒に創りましょう。また、ステーションや廊下ですれ違ったときに､｢何か困ってない?｣と声をかけるだけでなく、新採用者が相談する案件があるかないかを表情から読みとるなど、できることもあるはずです。

私たちの職場なんですから、自分たちがやりやすく、漏れのない情報共有の方法を創っていけばよいのですよ。

九番

# 覚悟を強さに変える

指導や管理は、ひとが相手であるため、肯定的な評価も否定的な評価もダイレクトに返ってきます。自分でも理解している指導上の欠点を、直球で言いあてられたり、上司から指摘されると、眠れないほど落ち込むこともあるでしょう。

また、指導している新採用者が思うように成長しなかったり、無反応に見えると、なぜか怒りの感情が湧いてきて、そういう自分が嫌になることもあるでしょう。そんなとき「適当にやればいい」と逃げ出したくなります。

実際に、「肩の力を抜いて」「ある程度、適当でいいのよ、看護職は真面目だから」などとよく言われるでしょうが、どうもしっくりこない、でもどうしたらいいのかわからないというのが本音ではないでしょうか。

新採用者の指導は、指導内容の質と量、新採用者の理解をうながす指導方法、評価も含め、担当者一人だけで行うには限界があります。だから、一人だけで抱え込まずに、多様な価値や技術をもつスタッフ全員の能力を結集して、それを新採用者に伝授し共有し続けるという発想をもつことが必要になります。

新採用者の指導が始まって半年ほどが経過した今、指導に煮詰まったら、一息おいて、少し頭を整理しましょう。

❈今、必要なことと、必要でないことを見極める
❈自身ができることはきっちりやるが、できないことは他人の力を借りてやる
❈自分が教えたいことと、相手が学びたいことのズレを見極め、今、患者や家族に何をすべきかを考え実行する

仕事ができる優秀なスタッフが大勢退職したり異動したり、経験年数のある中堅が自分ともう一人だけだったり、現場は人材不足、かつ新採用者指導で、疲弊している施設もあるでしょう。しかしそれでも、覚悟をもって指導者役割を果たすことにこだわりたいと思います。

「勉強不足だから」「忙しいから」「嫌ならやめればいい」と、結果的に自分の都合のよい方向に向かってしまうこともあります。でも、事実を素直に認められる時期がきたら、「じゃ、自分はどうしたいのか」を冷静に考えたいですね。「何をすべきか」と考えると苦しくなることがありますが、自分の信念を改めて確認し、それをどう表現すれば相手に伝わるのか、これまでの指導方法ややり方を見直して、与えられた仕事をやりきってほしいと思います。

十番

# 病棟の厳しい先輩を変えるには

「新人を病棟スタッフ全員で育てる」と指導方針で決まったのに、「新人はあれもできない」「毎回勉強してきてって言ってもやってこないし、やったらやったで間違ってる」と悪い点ばかり指摘するスタッフの存在が、指導者や管理者を悩ませます。

厳しい先輩は仕事が速くて、努力家で、スタッフから一目置かれている、でもちょっと言葉がきついと感じることもある、いわゆる「できる先輩」ですね。意地悪で厳しく指導しているわけじゃないとわかっていても、本質をついてズバッと指摘されるから、「キツい」と敬遠してしまうのかもしれません。

仕事に厳しいひとはたいてい、看護や教育に対しての意識が高く、きちんと看護をしたいという意欲がある方が多いようです。「事故を起こしたくない」「根拠に基づいたケアを行うのが専門職の証」など、看護や指導に対してぶれない軸を自分で築き上げたからこそ、新採用者の動きや思考がよく見えて明確な指摘ができるのでしょう。

しかし実は、厳しい先輩も、医師やスタッフとの関係で、自分が口に出すことは不満や不平を言っているばかりで、解決しようとしているわけではないのではないかと、自問自答して悩んでいたりもします。もっと、前向きに考えたり、全員で話してみんなのアイディアや思いを知ったりしたいのに、口から出るのは愚痴や不満になってしまって、自己嫌悪…自分が好きになれないというひともいます。

このように考えていくと、先輩の厳しい指導方法を否定してしまうと、そのひとの看護や指導で大切にしている価値をすべて否定してしまうことになりかねません。

まずできることは、その先輩が大切にしている価値を聞いてみることです。

「Aさんが、新人指導で大切にしていることって何ですか？　教えてください」と、そのスタッフの指導に対する価値を聞いてみます。たぶん、「事故を起こさない」や「患者に失礼のないように」など、価値はみなさんと同じなのではないでしょうか？もし、同じならば、「大切にしていることは同じだね」「そうだったね。知ってるよ。私と一緒だね」と心をこめて伝えてあげてください。

そのうえで、「新人や若いスタッフがAさんの話をちゃんと聞けるためには、どうしたらよいでしょうか」と、一緒に指導方法やかかわり方を考えるのです。

厳しい先輩は職場においてなくてはならない存在なんですよ。

十一番

# 勉強会は「熱意」より「共感」

外部講演会や認定資格取得のための研修に参加すると、知識だけでなく他施設の現状や情報による多くの刺激を受けます。「このままじゃダメだ。私の外来も勉強会をしっかりしなければ…」と高揚した気持ちで帰宅の途についたことはありませんか?

部署に戻って、看護ケアの質向上のために、インターネットでいろいろ探して、外来全スタッフが共通した対応ができるように、疾患や薬剤の副作用など、細かくテーマを決めて勉強会を開こう、と準備を進めます。でも、その熱意がスタッフに伝わりにくく、逆に「時間外の勉強会は困る」や「ただ知識を詰め込んでも意味がない」などの意見が出ることもあります。どうすればスタッフがやる気を出してくれる勉強会になるのだろうかと担当者の悩みは尽きません。

勉強会の計画を立てる際にまず、前提として、「教えよう」「勉強しよう」と意気込まないことです。担当者の熱意が、逆にスタッフには煙たく感じてしまうこともあるという「現実」をちゃんと知っておくことも重要です。

「でも患者さんへのケアをもっとよくするのが、専門職なのに…」とあなたは思うかもしれません。

そうなんです。勉強が大事なのではなくて、患者さんへのケアが一番大事なのです。だからこそ「患者さんのために」などの漠然とした理由ではなく、「○○の処置・ケアを効率的かつ安全に行うために」や「患者さんが○○の情報を知ることで、誤った情報に左右されず、安心して生活し、それが私たちのケアや指導がより効果的になるために」のように、新採用者が腑に落ちる具体的かつリアルな問題定義から入る必要があります。

つまり、新採用者がかかえている課題や不安、わからないことに共感した勉強会にすることで、あなたの目的を達成するのです。

また、短時間勤務の看護師の教育においては、「最低限、知っておいてもらわなきゃ困ること」を「選ぶ」のが、勉強会担当の仕事です。時間をたくさん使って知識を覚えるよりも、事故事例やケースから「だから、この部分をおさえなきゃいけないんだよね」と現実のケアにいかす内容に結びつけられるような勉強会を意識するのがポイントです。

新採用者が「だからこうするのか」とか「あ、これ大事だよね」と言わせることができれば、勉強会は成功、開催した甲斐があったと言えます。

「患者さんのために勉強会しなきゃ」のような漠然とした目的ではなく、勉強会参加者が「この知識、あの患者さんのケアに使える」と共感してもらえるようになりたいですね。

十二番

# 結果が出る指導へ

患者の生命と生活を守る看護の指導では、指導者が意識するしないにかかわらず、「完璧さ」を相手に求めていることがあります。とくに安全確保に関する場面では、完璧な手順のみならず、根拠の明確さ、患者への対応やふるまいなど、指導すべき内容は多岐にわたります。

ですから、指導者である自分も「きちんとした指導」「完璧な指導」を相手に提供しなければならないと考えるのは、自然なことと思います。しかし、新人や中途採用者が理解して実践できなければ、どれだけ完璧な指導であっても残念ながら指導は空回りし、また同じ説明を重ねることになってしまいます。つまり「完璧な指導」と「新採用者が理解でき、実践につながる指導」は異なります。

新採用者教育は、ただ手順や技術を完璧に覚えさせることが目的ではありません。このケアがこの患者にとって何のために必要で、何を予測して、今何をすべきかなど、判断と実践が連動できるような学習支援を意識すべきですね。

そのためには、新採用者も指導者もお互いに「このひとは自分を脅かさない」という信頼がなければなりません。相手の力や思いを信じることができないと、いつも何か指摘されるのではないか？　わからないことを質問されるのではないかと考えてしまい、相手の考えや理解度に目を向けられなくなります。

指導者としての役割や業務を遂行すれば結果が出ると単純にとらえると、期待した結果が出ない場合に、「私の指導が悪かったから」と反省し自己嫌悪に陥るか、「新採用者がやる気がなかったから」「師長が助けてくれなかったから」と他罰的になることがあります。よくわかります。

一生懸命教えたから結果が出るのではなく、結果を出すために何ができるのかを考える、それが教育です。事例を変えて説明する、教える際のテキストを変える、口頭だけでなくデモをしながら話す、DVDを見せてみる、ほかの指導者に説明してもらう、新採用者同士で教えあいをするなど、教える方法は無数にあるのです。

「完璧な指導」から、「新採用者が実践できるようになるための指導」へと意識を変えてみてください。指導者のみなさまの顔色が自己嫌悪で暗くならず、きっと明るい笑顔になることを心から願っています。

# 冬

一番

# 私を素敵にできるのは、私しかいない！

新しい年が始まります。

対象者にケアすることも、ひとを育てることも、マネジメントでひとを動かすことも、昨年よりちょっと変化をつけたいですね。

何事も一歩を踏み出すためには、「よし、これならできる！」と自分の可能性を信じることから始まります。でも混沌とした場において、この先、自分の未来なんか予測できませんよ、という声が聞こえてきそうです。だから、想像できる範囲で「こんなことをしたい」「こうなったら素敵」を考えてみませんか？

「こうしたい」に大小はありません。自分もスタッフも新採用者も、もっと動きやすくなる、もっと楽になれることは、みなさんの頭の中にきっとあるはずです。

それを実現させる為には、まず状況にあわせて、柔軟に指導方法を組み立てなおすことはいかがでしょうか?

「そもそも、これはこうあるべき」と正論をふりかざしても、現場や状況がそれを受け入れられない場合もあります。「じゃ、どうする?」とその場に合わせた指導法や解決策を考えるほうが近道なこともあります

未来は読めません。この先ずっと看護職を続けていけるかどうかは誰にもわかりません。でも、看護職として仕事をする以上、今、本気で素敵な看護職をめざしたいと思います。今できることをちゃんとやる、これでよいのです。

自信は空からふってきません。「自信まんまん」にならなくとも、「ちょっと不安だけど、先輩に背中を押してもらったので、できそうです」と、「やってみる強さ」を抱いてもらえる教育的なかかわりをしたいですね。

気持ちが後ろ向きになり、うまくいかないと決めつけて、その理由を探して自分を納得させるよりも、どうやったら現状が改善し、未来に向かっていけるかを考え続けたいですね。自分を素敵にするために、無理して笑顔をつくるのではなく、笑顔でいられる自分になりたいと強く思っていますし、いつも看護職のみなさまを心から応援しています。

周囲のサポートや、意識の高いスタッフからの苦言でさえも私を成長させ高めてくれますが、「私を素敵にできる」のは、やっぱり、私が一歩前進することだと思います。いろんなひとと会って、話を聞いて、ゆっくり呼吸をしてみると、自分が見えてきます。

みなさんは新しい年をどのように歩きますか?

二番

# 評価するのは対象者

教育や指導の方法には、自分が受けてきた教育が無意識のうちにあらわれると言われ、ひとによって指導や教育の考えが異なります。だからでしょうか、先輩たちは、指導者であるみなさんに、「そんな優しい言い方じゃ、あの子はわからないわよ」「もっと力を抜いて指導してみたら?」など、アドバイスしてくれます。けれど、なぜかそれが胸に響かない…ということがありませんか?

指導の結果もみないうちから、上司や同僚から指導方法についてアドバイスされても、受け入れがたいと感じる指導者は多いと思います。周囲に振り回されないようにと思いながらも、まわりの意見や評価がどうしても気になってしまいますね。自分の指導は正しいのか間違っているのか、新人の役に立っているのだろうかと悩むことも多いでしょう。

でも、教育や指導に、これが正しいという答えはありませんよね。

他人の指導方法や意見が気になるのは、自分が否定されているからではなく、自分の指導に対する価値と異なるからかもしれません。

その指導の評価は、指導を受けた対象者が決めること、と考えてみませんか。

そして、指摘を受けた指導方法を責めるより、次にどうすればよいのかを編み出すことが大切と考えてみることです。

「自分の指導がよいのか悪いのかは、対象者である新人が決めること。自分がよいと思っていても、新人にとってよくない指導方法だったら、相手に合わせて変えればいいだけのこと」と思えるようになれば、指導者であるあなたの気持ちはふわっと楽になるでしょう。また、自分の指導対象である新採用者から「(説明が) ちょっとよくわかりません」と言われたら反省材料として、例を変えて説明するなど自分の指導の幅がさらに広げるチャンスになります。時間がかかっても苦戦しても相手に合わせた指導が新人にピタッとはまれば、「よっしゃ！やったね！」と小躍りしたくなるでしょう。

大丈夫！　指導は相手がどう感じるかを優先して、相手からの正当な評価を素直に受け入れ、柔軟に対応することで十分なのです。

気迷いせず、確たる信念で思い切れ
自らを信じて進むべし

三番

# 教育システムの評価に参加する

2月になると、今年度の指導評価を上司から求められるでしょう。

新人教育の評価は、「新人は技術ができるようになったのか」「チームの一員として動けているか」「夜勤で独り立ちできたか」のように、新人の学習成果だけをみてしまいがちです。つまり、新人のチェックリスト達成度や進捗状況、新人の振り返り、業務遂行度などから判断することが多いですね。

プログラム評価の目的は、修正点を整理し次年度への改善点を見つけることで、今年よりもっとよいプログラムにすることにあります。自分の指導方法や新人のやる気がどうであったかよりも、部署における新人教育の目標の明確さ、指導時期や場所の適切さ、プリセプターの負担感などを見直します。また、新人やプリセプターだけでなく、スタッフも指導に入りやすいものにするために、どうすればよいか、その改善方法を見つけることが重要なのですつまり評価は、指導の対象者である新人の成果だけをチェックするのではなく、新人教育にかかわる構成要素すべてを確認していくことにありますね。

このように考えていくと、指導者である私たちも、次年度の新人教育に向けてできることがあります。

それは、自分が指導しにくいと感じた点、説明しづらいと感じた点をピックアップすることです。

完璧なマニュアルや指導方針が整備されていても、いざ新採用者に説明するとき、「なんだか説明しにくい」「新採用者が納得できる説明ができない」ということがありませんでしたか？　そんなとき、「自分が勉強不足だから」「そもそもひとに説明するのは苦手だから」と自分のせいにしてしまわずに、マニュアルどおりに説明できなかったそのポイントをピックアップしておくことが大切です。

新人教育指導方針は、現場の指導者が理解しやすく、扱いやすいものであることが一番大切です。だからこそ、次の指導者が困らないように、改善点を見つけたり、教育責任者に報告するのも、大切な役割です。

「あれもこれもできなかった」と反省で終わらせてはいけません。次年度、同じことが起こったときどうするか、対応策を具体的に、誰でも理解できる言葉で示し、安心して取り組めるように、書面や形に残すことが大事です。

四番

# 人手不足に悩むより教育計画を考える

来年度の異動・退職者が明らかになると、新採用者の指導をどうやってやればよいのか、指導者の役割を果たせる人材はいるのかなど、不安がよぎります。人手が少ないなかで、どうやりくりすればよいか憂鬱な気分に浸りきったら、来年度の新採用者教育計画に目を向けてみませんか?

新採用者教育計画を考える際に重要なのは、新採用者にどこまで何をやってもらいたいのか、組織・部署の期待を丁寧に教えることにあります。新採用者教育の目的は一人前にすることだけでなく、一人前になって自部署でこの看護を実践できることが目的になります。どのような看護をしてもらいたいのかをストレートに伝え、そのためにはチェックリストを使って1つずつ技術を習得していきましょう、と伝えます。

教育計画を考える際にはまず、指導内容・目標の設定をします。自部署で頻繁に行う吸引や点滴など技術項目を挙げてもよいでしょうし、厚生労働省が出している新人看護職員臨床研修ガイドラインから指導項目を抽出しても構いません。

次に、目標達成するために、どのように新採用者に学習してもらうか、指導方法・留意点の設定を行います。目標達成に向けて指導者がどのように教えたらよいか、ポイントを共有できると指導のズレが少なくなります。たとえば、目標達成に向けて新採用者の学習進捗状況をこまめに確認するために、時期や評価者を明確にすることも含まれます。

最後に、人材が少ないからこそ、新採用者が手順や根拠を調べて自己学習できる環境を整備することも重要です。つまり、参考書や専門誌をそろえるのです。他施設の手順やチェックリストが掲載されている書籍も多く出版されています。また、e-learning のように、パソコンやスマートフォンで動画を見ながら自己学習できる教材があれば、いつでもどこでも欲しい情報を得ることが可能になります。

教育計画が整備されていない施設では、教育計画立案に不安を覚えるひともいると思いますが、いきなり立案せず、雑誌などに掲載されている他施設の教育計画を参考にしたり、厚生労働省のガイドラインをそのまま使ってみてはいかがでしょう。新採用者教育で疲弊せず、既存のものを参考にすることで新人教育を形にする作業に臨んでほしいと思います。

新採用者教育計画は、立派なものをめざすのではなく、指導者が指導しやすく、自部署で使いやすいものにまた新採用者が目安をつけて自己学習できるように、するのが一番です。

五番

# 自己学習できるためのしかけをつくる

「わからないことは何でも聞いてくださいね」と言うよりも、新採用者が自分で調べて判断し、行動できるようなしかけをつくるほうが、最終的には近道です。つまり、新人が困ったとき、手順や基準値を忘れたときに、何に頼るのか、問題解決できる方法をつくることです。

年が明けたら、次年度の新採用者に向けた自己学習できる環境を整備しましょう。

業務マニュアル１つをとっても、業務マニュアルの保管場所、業務マニュアルの使い方を説明する、使いやすく分冊する、頻繁に使う業務マニュアルはコピーして１部ずつ透明ファイルに入れ、抜き出せるようにするなど、のしかけができます。

また、採用時にポケットに入れてもらう院内案内図縮小版を作成する、内線電話一覧で他部署の担当者名をマーカーでチェックしておくなど、新採用者がいちいち指導者や他のスタッフに聞かなくても、自分で確認し行動できるしかけをつくることも業務効率化につながります。

知識や技術を自己学習するうえで欠かせないのは、教材です。新採用者が読んで理解しやすいと思う教材を買いそろえることも大切です。「この書棚にくれば、病棟の看護や治療はだいたいわかる」という安心感は、新採用者にとって重要です。

また、予算があるのなら、タブレット端末やスマートフォンを用いた学習教材を購入してはいかがでしょうか。最近は、フルカラーの写真や動画で、しかもゲーム感覚で知識を習得できるプログラムがそろっています。また、院内でe-learningを使った新採用者教育をする施設も増えてきています。

指導は、教えたことを覚えてもらうことが目的ではありません。いかに正確な技術を患者に提供するかという「実践」ができることにあります。しかし、残念なことに、ひとは忘れる生き物です。だからこそ、忘れたときに正確な知識や手順を確認できる場や、自己学習によって何度も見直しができるしかけが現場に求められるのです。

相手を信じて頼ることもよし
焦らず待てば光明さして運開く

六番

# 「ひとを育てる」力を次世代につなぐ

2〜3月は、次年度のプリセプター育成研修が真っ盛りです。

「自分がひとに教えることなんてできるのか?」「新人に質問されたら答えられるのだろうか?」など、なんとも言いようのない不安や脅威にかられている次年度プリセプターがいます。指導者になりたての頃の自分がそうであったように。

これまで無我夢中でひとを指導してきたことで得られた「ひとを育てる力」「悩みに寄り添う力」「世代の違う新採用者が何に悩み、何に煮詰まるのかを察知する力」「先輩に助けてもらうときの小技」などを、あなただけの素敵な宝物を、次年度の指導者に少し分けてあげませんか?

指導者やプリセプターの役割は集合研修やセミナー、書籍で学習することが多いですが、いまひとつピンとこないことがあるのでは?　そこでまずは、この施設、この病棟でのプリセプターの仕事の内容と範囲を、経験者として次年度プリセプターと確認してみましょう。「何をすべきか」という具体性や現実味がぐっと出てくると、しっくりくるでしょう。

次に、指導していて困ったり、ピンチに陥ったとき、どう対処したのかを３つくらい事例で教えてあげませんか?困ったときどうすればよいのか、解決策や道筋をいくつかイメージできることで、安心感がさらにあがります。

指導経験者にしかできないこと、それは新採用者がどんな反応をし、どんな悩みをもち、どんなことで行き詰まったり、理解できないのか、新採用者のありのままの姿を伝えることです。それらをあなたの言葉で次のプリセプターにつなげてください。もちろん自分が経験した１つの事例ではすべてを語れません。しかし、たくさんのエピソードやそのときの指導者としての対応、自身の気持ちの落ち着け方について、少しでも知っていたら、新しいプリセプターも初めての経験でも柔軟に対応ができるようになれますよね。

最後に、あなたが指導で大事にしていることを伝えてください。指導者をしてきて、大切にしてきたこと、気がついたこと、それが、あなたの宝物なのです。

元気の出るどんな研修や理解しやすい書籍よりも、指導経験のあるあなたの言葉や声かけなどのサポートほうが、緊張している“初めてのプリセプター”にとって、スッと気持ちに入り、あたたかい毛布にくるまれているように安心できるのです。どうか、自信がなくてふるえているプリセプターや、余裕がなく強がってばかりいるプリセプターにも、「あなたの力を信じているから、一緒にやっていこう」と声をかけてください。

七番

# 基準や方向性を見直す

先輩によって指導内容ややり方が違うことは、新採用者の混乱を招くだけにとどまらず、新採用者が先輩の顔色をうかがって根拠や本質を考えずに適当にやってしまうなど、安全確保の面からも問題が生じます。そのため、病棟全体で指導内容が異ならないように、指導内容や教育方針を統一していきたいと考える指導者や管理者は多いです。

「安全・安心な看護」は個人の力に頼るだけでなく、明確かつ具体的な最低限の基準を病棟内スタッフで共有することにあります。

つまり、ケアや新採用者への指導に困ったとき、悩んだときに、私たちの病棟の方向性＝基準に立ち返って考え、行動を起こすことが可能になるからです。

さらに、指導を受ける新人自身も、自らの実践を振り返る際に、基準と実践を照らし合わせることで、方向性の正しさを確認したり、成長の軌跡を確認したりすることができるので、双方にメリットがあります。

このように考えると、技術の「やり方・手順」を事細かく統一することだけが大事なのではないことが見えてきます。

「これ、誰に教えてもらったの？」と新採用者が先輩に尋ねられ、後ろでプリセプターが泣きそうになっている…これは技術教育ではよくある場面ですが、基盤となる安全が確保されていれば、手順の順番が逆になったり、やり方が多少異なってもよいのではないでしょうか。

これが臨床実践だからです。安全確保を最低条件に、この状況ではどうすべきかを考え実践する状況対応力が看護では求められます。

マニュアルの整備では、安全確保のための「やり方の統一」も必要です。しかし、とくにこの技術では○○と□□を意識するという「キモ」を明確にすることを意識してください。

また、基準やマニュアルの整備には時間がかかります。「重要性」にこだわると、すべて大事になってしまうので、毎年４月に新人が起こすヒヤリハット項目だけ整理する、５技術だけ見直す、医療安全の確保の項目だけ全技術を見直すなど、今年は何をどこまで見直すかを決めると、焦点が絞れて着手しやすくなります。

積み上げてきた信用と努力が報われる。自分へのご褒美を考えて　吉

八番

# やりきった事実を認める

1年間お疲れさまでした。

まずは指導役割を1年間やりきったという事実を認めてください。

「新人の成長はまだまだ」とか、「私は何もできなかった」と謙遜しなくてもよいのです。あなたは立派に指導役割を遂行されたのだと思います。

もし余裕があるのなら、自分は組織から最初に何を期待されていたのか、それは遂行できたのか、できなかった点があるとしたらそれは何かなど、自分が1年間やってきたことを振り返ってもいいですね。また、「できなかった」から「これはできた」へと視点を変え、「今度、指導者になったら、これだけは改善してみたい」と未来志向で考えてもいいですね。

現時点で、爽快感や達成感はないかもしれません。だからといって、この1年間はムダではないはずです。あなたの指導やかかわりが、すぐに変化につながらなかったとしても、新採用者がくり返し実践し考え咀嚼することで体得していくプロセスの第一歩をあなたが与えています。この事実を、正当に、そして素直に認めていいんですよ。

指導者役割を遂行したご自身をどうぞ「よくやったよね」とほめてください。

来年度も指導者役割をするひとは、「来年度はちゃんと指導したい」と決意する前に、「ひとを育てる役割」を始めてから、ずいぶん変わった自分を意識してみましょう。

「以前の私なら、こんなときにこんなふうに相手を待ったり、認めたりはできなかった」「コーチングの本を読みなおすと、なぜか言葉がスッと入ってくる」というように、知らず知らず、指導がバージョンアップし、モノの見方が変わり、相手の痛みに共感していることに、気がつくはずです。

これまで、「ひとに教えるのは苦手」と感じながらも、誠実にそして真摯にかかわってきたことが、あなたの指導力を確実に高めています。さあ、今年はその指導力にもっと磨きをかけましょう！

あなたはもう次のステージに立っています。

わずかな道のりも行かねば到達せず・一歩踏み出し実行せよ

九番

# 異なる価値に自ら触れにいく

研修に行くと、自分と同じ悩みをもっている指導者が存在することに気づくだけで気持ちが軽くなったり、課題を解決できそうな視点が見つかったり、講師の熱意に触れてがんばろうと思えたり、足取り軽く帰路に就くことがありますね。

知識や技術、根拠でさえも変化する現在の医療の場において、継続した学習は、勉強が好き嫌いの問題ではなく、専門職としての倫理的責務といえます。

認定看護管理者教育のファーストレベルや、認定看護師教育などの長期研修を受けたり、大学院に進学すると、単なる研修受講や勉強という枠を超えて、多様な価値観や考え、方法があることに驚き、飲みこまれ、そして自分がいかに「井の中の蛙」だったのか思い知らされることがあります。と同時に、新しい知識の獲得や解決策の多様さを知り、看護の拡がりと深さを実感できる場ですね。

つまり、指導や実践において困ったり、わからないことが出たときに、似たような価値のなかで得られる解決策には限界があるのです。もちろん、同僚や先輩の経験から得る知恵で解決できることはたくさんありますし、それは正しい解決策であると思います。

しかし、もしそれに物足りなさを感じてしまったり、どうしたらよいのか頭を抱えてしまうことが起きた場合には、異なる価値に触れにいくことも解決策を得るための道になります。

またとくに問題を感じていなくても、自分はどうしたいのか、どんな看護をしたいのか、そのために何を学ぶ必要があるのかを必死で考え導き出す――そのプロセスこそが自分をさらにパワーアップさせる原動力にもなるのです。

やりたいことが見えていなくても大丈夫です。また進学だけがレベルアップの手段ではありません。書店に行って初めて手に取った医療・看護系雑誌に目を通したり、マネジメントに関する学会やセミナーに行ってみるなど、いつもと違う価値に自分から触れにいってみると、勇気や元気をもらえるというオマケがあるかもしれません。

エステに行くように自分の考え方や価値観を磨いてみませんか。

くよくよしても始まらぬ
ときには笑って過ごすが吉

十番

# 次年度の指導者を安心させる

来年度の指導者を決める時期になりました。とくに、はじめての指導者を育成する際には、「指導者を安心させる」ことがカギになります。

指導者を安心させるためにはまず、なぜ指導者に選んだのか、その理由を伝えることから始めましょう。たとえ指導者役割が持ち回りであっても、「あなたの丁寧な患者さんへの対応を新人に見てもらいたいし、あなたの明るい笑顔で新人を元気づけてがんばろうという気持ちにさせてもらいたいのよ。だからあなたを来年度の指導者に推薦したいと考えているの」のように、指導者に選んだ理由とその指導者の強みをいかした新採用者育成の方向性をぜひ伝えてください。

次に、組織において指導者の役割と位置づけはどのようになっているのかを示し、さらに管理者として指導者に求める役割と仕事内容を明確化しましょう。とくに同じ病棟やユニットのなかに、教育担当者と実地指導者のように、新採用者指導に関する役割が複数ある場合、互いの役割と仕事内容をあらかじめ決めて、両者の合意があれば、スムーズに進みます。

もちろん、業務を進めるなかで役割や仕事に多少のダブりは発生します。しかし、事前に「役割が見えなくなったら、すぐにミーティングなどの公式な場で問題提起して、私たちが一番やりやすい方法に決めていこうね」と発展的に問題を解決する方法を決めておくと、ストレスも多少は緩和されます。

それ以外に、厚生労働省が報告している新人臨床研修ガイドラインや教育に関する文献、他施設の報告から、指導者の役割の定義や実際を知ることで全体を理解することも大切です。

業務内容や役割がわからないために、1つひとつの仕事の意味や目的、理由がわからず不安が不満に変わったり、スタッフから根拠を尋ねられたときに「師長が言ってたから」とならないように、組織内で自分はどこまで何をすればよいのか、他のスタッフはどこまで何をするのかと、指導者の業務のイメージがつかめるまでとことん検討してみませんか?

ひとを指導する立場になることは自身の成長への挑戦であると同時に負担感を感じることもあるでしょう。

指導者が無理に背伸びせずのびのびと指導できるよう事前に環境を整えておくことは重要です。

十一番

# 指導者以外のスタッフを安心させる

新採用者の入職が少ない施設では、病棟で業務をしながら教える教育方法から、教育計画を立案して、指導者だけでなくスタッフ全員で新採用者を支える教育体制へと転換を図っています。しかし、病棟スタッフの協力が得られにくい現状があるようです。

なぜなら、今まで新採用者を指導したことのないスタッフにとっては、どうすればよいのかやり方がわからないからです。また、指導方法のイメージがつかめないと気が進みません。

だから、仕事をするにあたっては、「楽しいからやりたい」「好きだからやりたい」「正しいことだからやりたい」「社会に貢献できるからやりたい」といった内発的な動機つまり自分なりの理由・動機・思いが必要になります。

私たちは新しいやり方に慣れるまでに時間を必要としますし、自分たちのメリットを感じないと、新採用者の教育でさえも面倒なことに思えてしまいます。では、どうすれば、スタッフに協力してもらえるのでしょうか?

※意味のあることだと納得してもらう

「新人にちゃんとした教育を」「厚生労働省のお達し」という説明だけでは不十分です、「今まで病棟にすべておまかせしていた新人指導を新たに構築して、病棟の負担を減らしたいのです。集合研修でできることと、病棟で指導していただけるところを決めていきませんか? 研修責任者としてはスタッフのみなさんに気持ちよく働いていただきたい。それだけなんです」と説明しましょう。

※どうすればよいのかわかってもらう

指導者がいるのに、自分はスタッフとして何をすればよいのか、わからないというスタッフに対して、「術前のオリエンテーションを見せて、ポイントだけ後で教えてもらいたい」や「○○処置の準備物品のそろえ方を教えてほしい」など、お願いしたい点を具体的に伝えてみましょう。

※教育・指導に対する安心感をもってもらう

「来年度は異動者がたくさん出て、正直不安もあります。でも残ってくれるひとと新しくきてくれるひとと一緒に、とにかく安全確保して乗り切っていきたいんです」「忙しいからこそ、声をかけあい協力しあって、気持ちよく一日を終えたいんです」と病棟スタッフに素直な思いを語ってみませんか?

管理者がどうしたいのか、どう思っているのかといったことが十分わかると、スタッフは安心して業務を遂行できます。管理者の説明のしかた、具体的な指示の出し方、素直な思いの伝え方によって、スタッフはコミュニケーションのあり方を学ぶものです。

十二番

# あなたがこの組織に必要である理由

職場の文化や風土は、時代の流れに沿って諸先輩方が創り上げてくださったものです。プリセプターや業務基準がなかった時代は、新採用者教育がシステム化されておらず、いわゆる新人は先輩の背中を見て覚えるしかありませんでした。そのため、教育システムが確立していないなかで経験を積んできたベテランスタッフからは、手とり足とりのように見える教育方法に対して「新人を優しく育てて、甘いのでは」や「私たちの頃とは全然違うから、わからないわ」という反発や意見が出てくるのかもしれませんね。

新採用者教育の考え方について、組織内で教育方針が明確にされていても、現場は混乱するものです。なぜなら、教育に関する価値観はとくに多様を極めており、自分が大切にしている指導内容や方法が他の指導者にも受け入れられるかというと、そうとは限らないからです。

指導方法について指摘を受けると、指導者は自分が否定されているわけではないと理解していてもすんなりと受け入れられません。なぜなら、先輩指導者の考えに沿うことだけがよい方法なのか、もっと自分の思いや考えを伝えるべきなのか、少し言われたくらいでストレスに感じることがおかしいのかなど、ぐるぐる考えてしまうからかもしれません。

本当は新採用者教育について前向きに考えたり、みんなでディスカッションを通して､アイデアや思いを共有し､新採用者が看護師という仕事に誇りをもって働き続けていくことができるような職場環境をつくることができればよいのにと心から願っているのに…どうもうまくいかないですね。

「新人をみんなで育てて、全員が気持ちよく働ける」職場が一晩でできあがるような魔法はありません。理想的な職場環境は与えられるものではないのです。時間がかかっても、あなたが正しいと思うことを実践し、賛成してくれる仲間を一人ずつ増やし、周囲を巻き込めば、必ず状況は好転します。

「今年はここをしっかり強化できましたよね」とできたことを認めながら、あなたがたの望む職場環境を自分たちでつくりましょう。また、患者ケアや家族とのやりとりのコツ、看取りの作法、多重課題発生時の瞬時に判断する優先順位のつけ方、後輩へのかかわり、オンオフのつけ方、自分自身のコントロール方法など､あなたの経験と実践のすべてを後輩に伝授してほしいと考えます。

だからあなたが指導者に選ばれたのです。
だからあなたはこの組織に必要なんです。